我的身体棒棒的。

噗，是谁放屁了？

波点童趣 著

九灵 绘

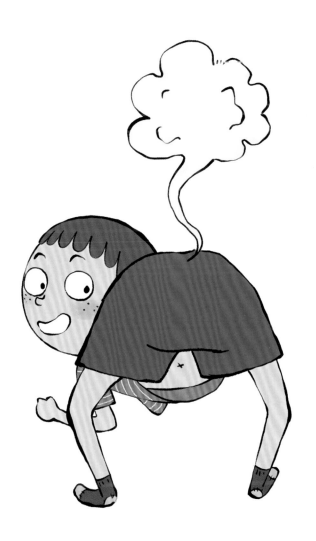

科学技术文献出版社
SCIENTIFIC AND TECHNICAL DOCUMENTATION PRESS
·北京·

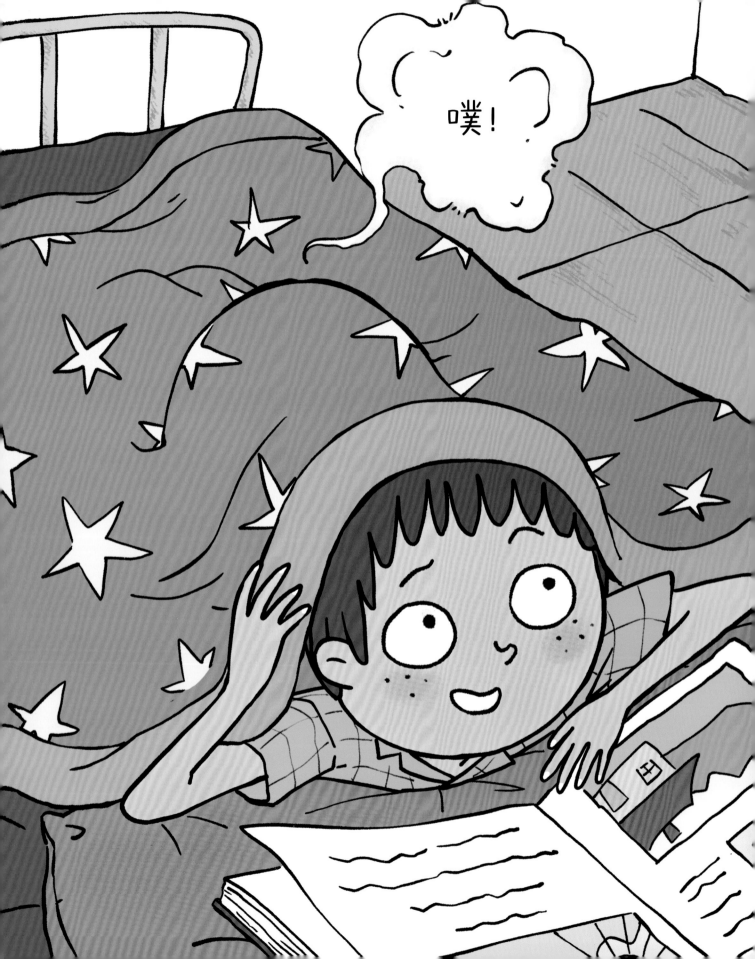

谁放屁了？

啊，是我。

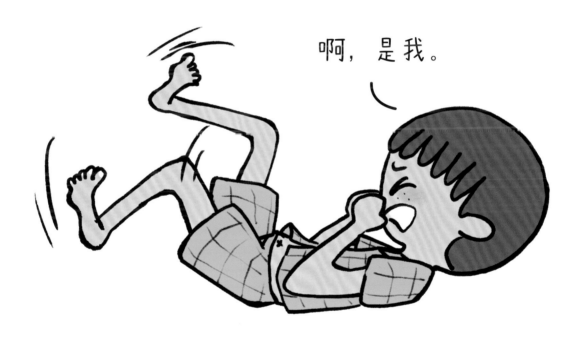

屁好臭！

咕噜咕噜咕噜……
在浴缸里放了一个屁。

屁是气体，它被困在了水里，形成一
个个小气泡，慢慢上升，咕噜咕噜，
升到水面，它就破啦！

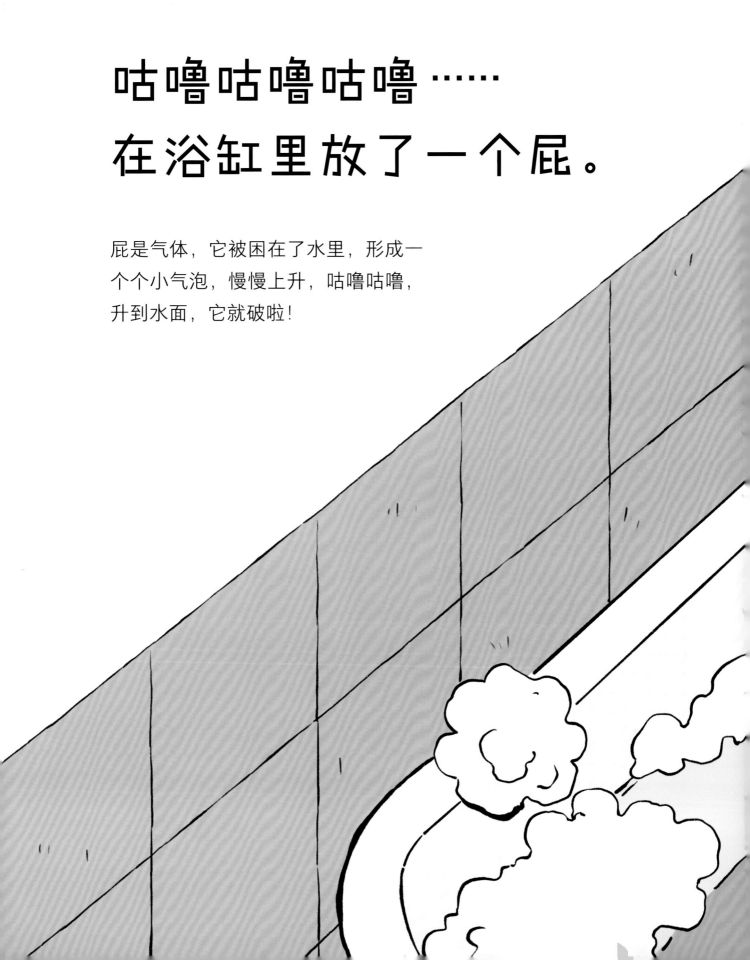

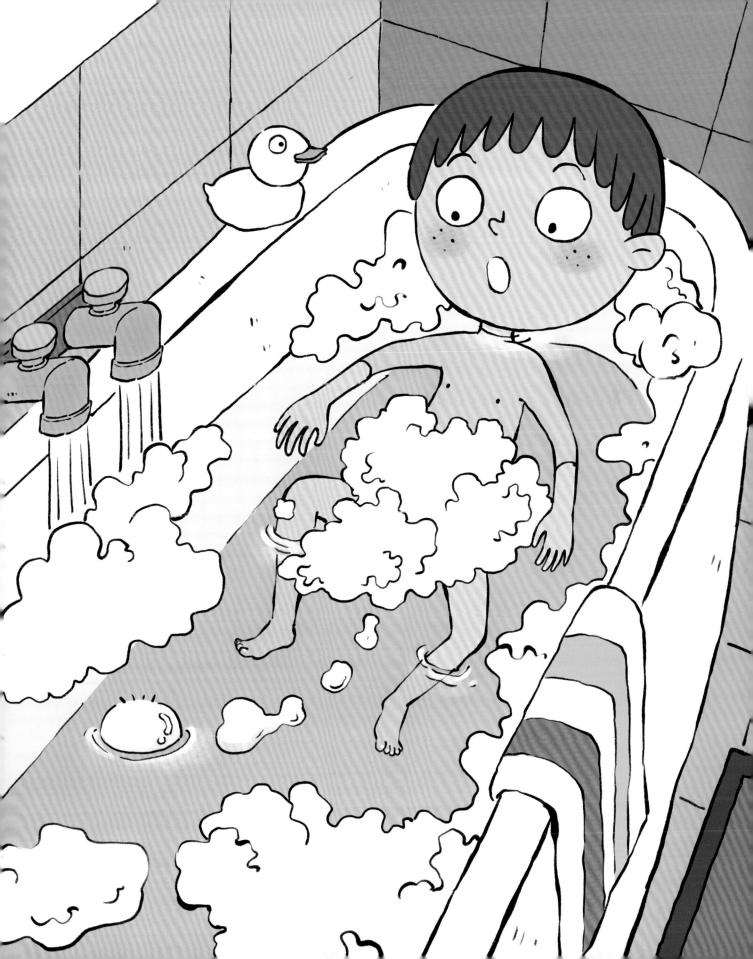

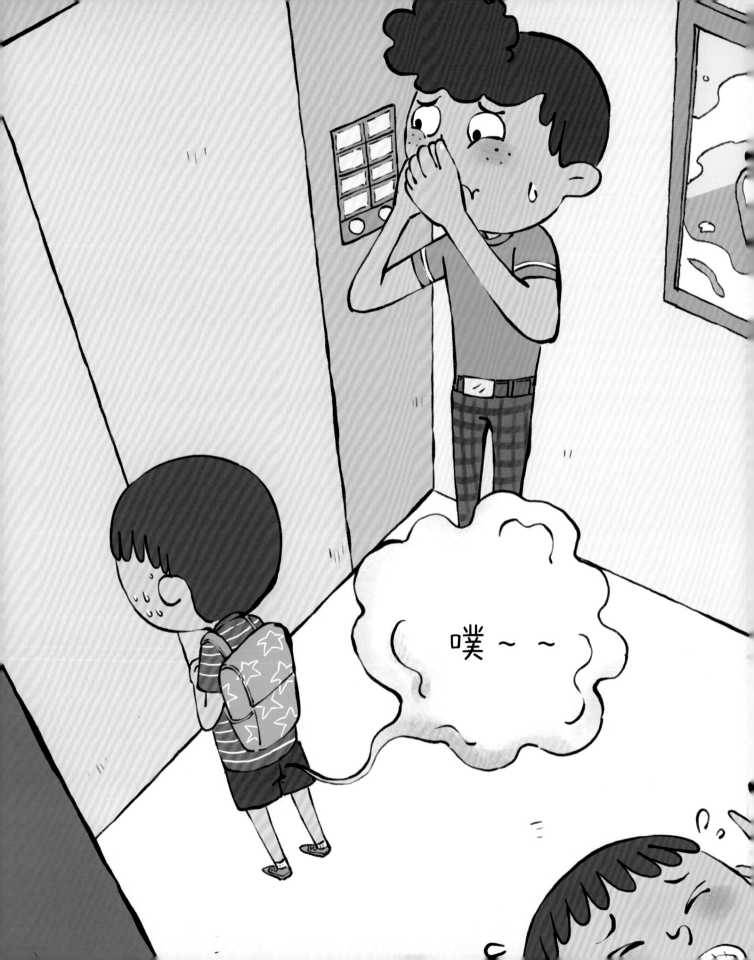

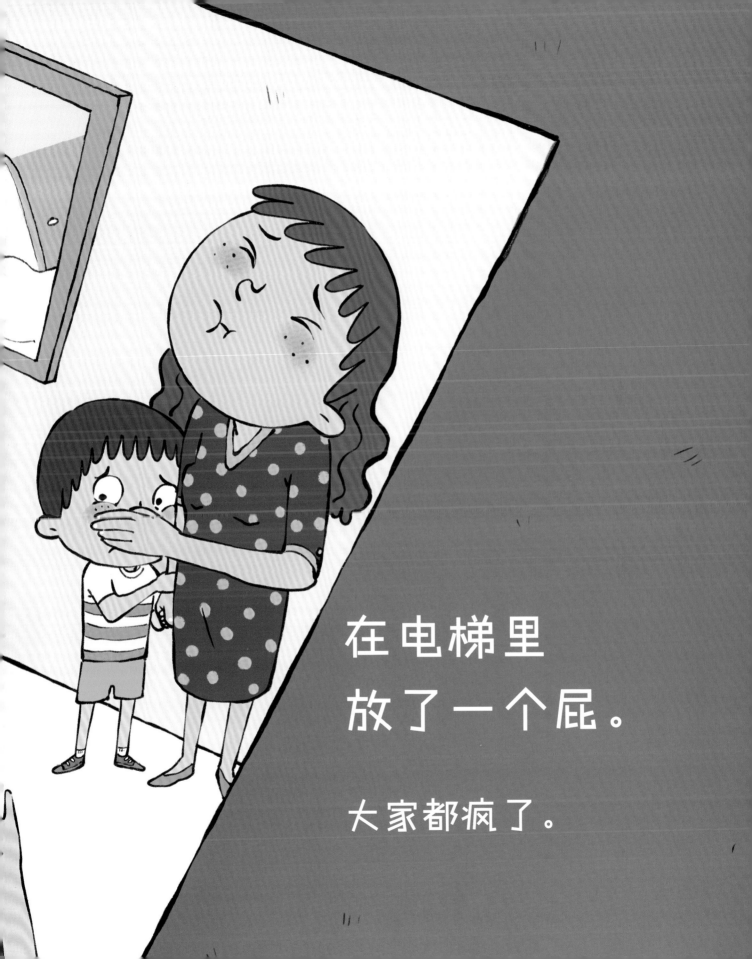

在电梯里
放了一个屁。

大家都疯了。

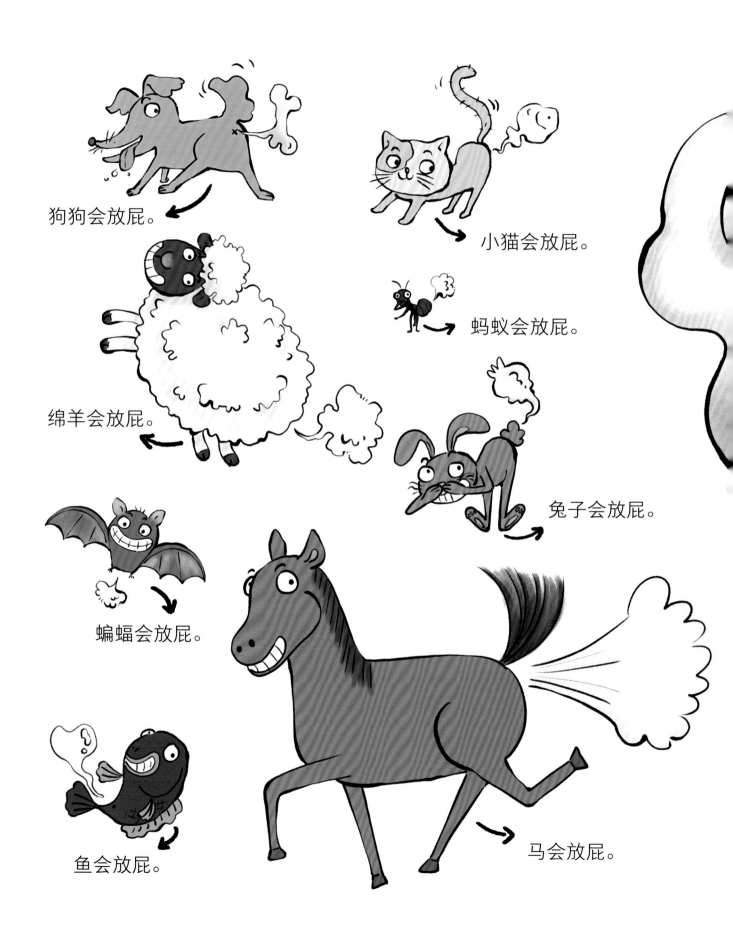

狗狗会放屁。

小猫会放屁。

蚂蚁会放屁。

绵羊会放屁。

兔子会放屁。

蝙蝠会放屁。

鱼会放屁。

马会放屁。

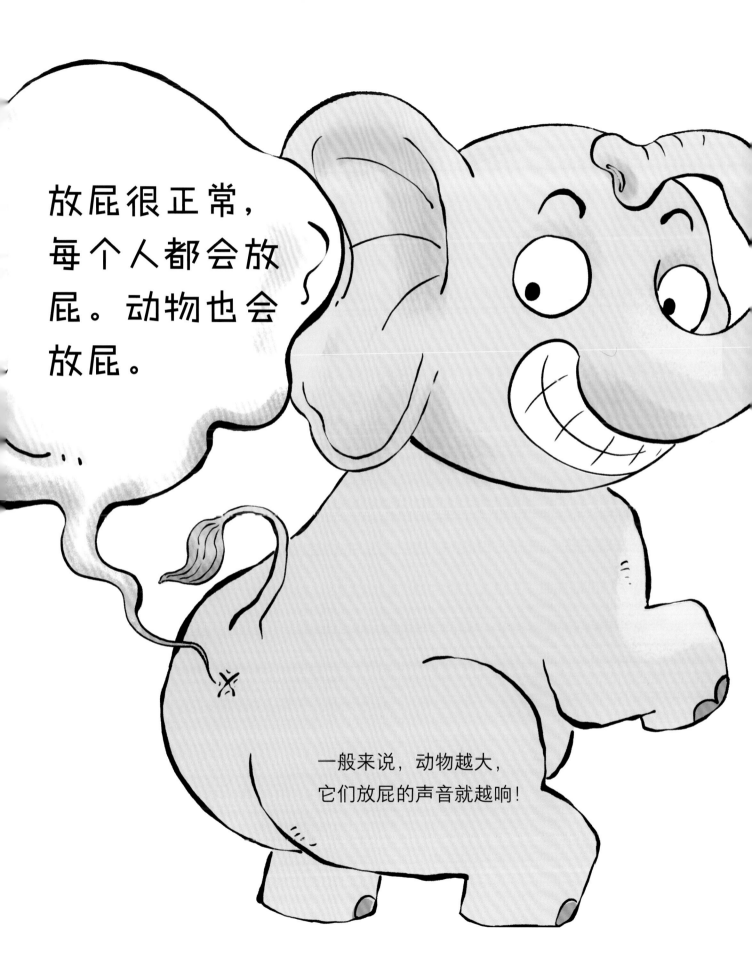

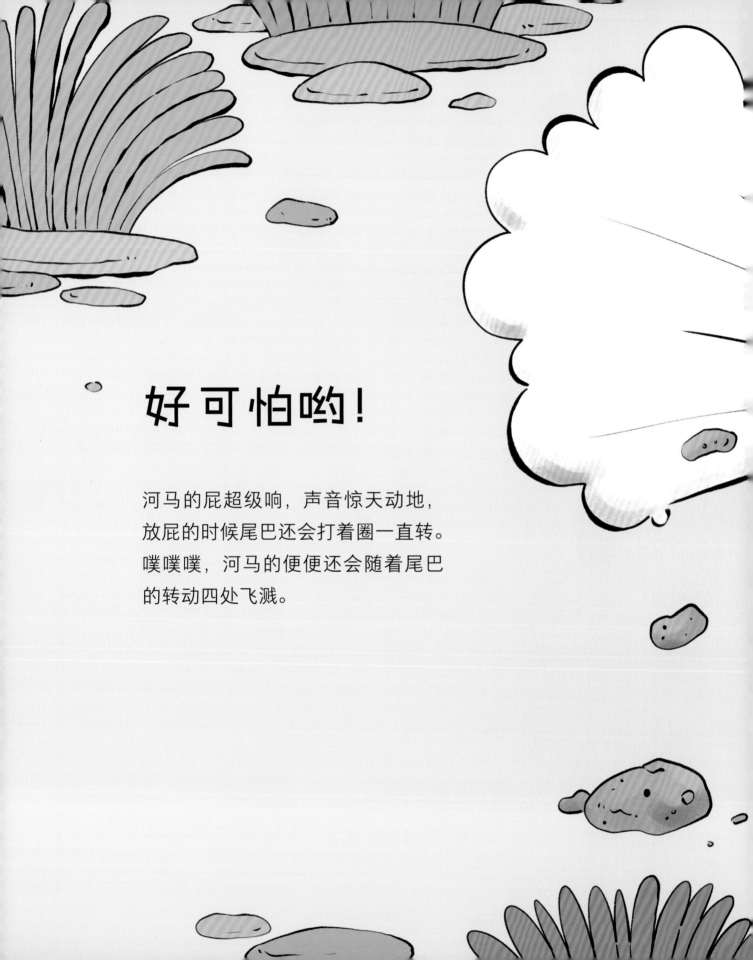

好可怕哟！

河马的屁超级响，声音惊天动地，
放屁的时候尾巴还会打着圈一直转。
噗噗噗，河马的便便还会随着尾巴
的转动四处飞溅。

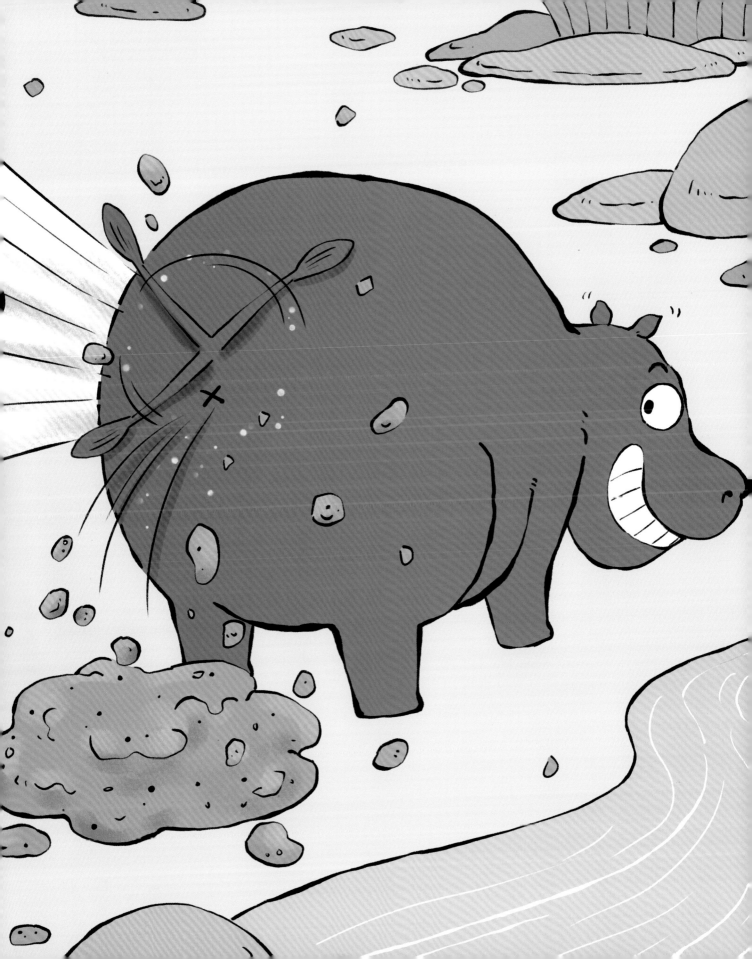

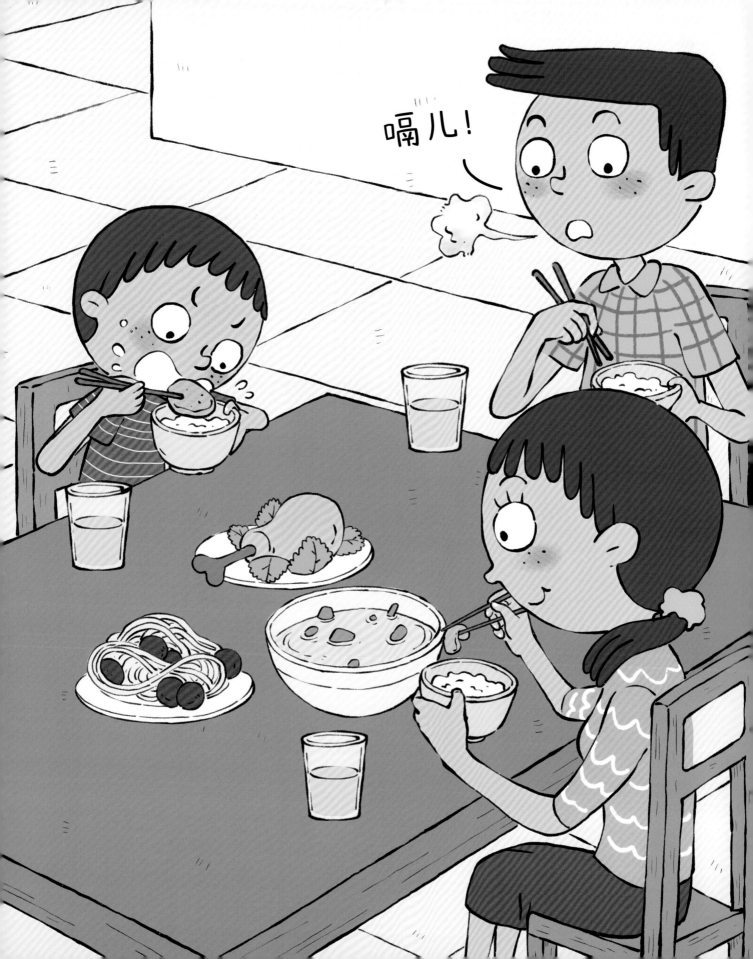

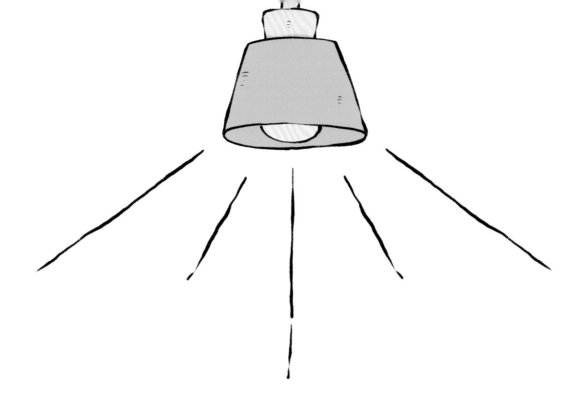

那么，屁是什么呢？

当我们吃饭的时候，会有空气跟随食物进入到我们的身体里。
如果吃饭时说话很多、吃得很急很快，吃下去很多空气，就更容易放屁。

有些空气会上升，变成我们的嗝儿。

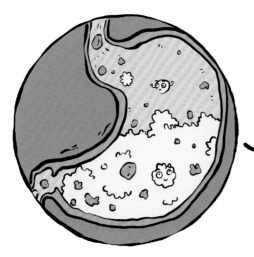

有些空气，会随着食物
继续进入我们的胃。

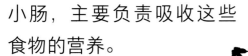

小肠，主要负责吸收这些
食物的营养。

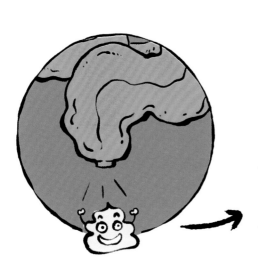

大肠的任务是帮我们排
出食物的残渣，也就是
我们的便便。

这些食物的残渣在肠道里，在细菌的作用下，会分解、腐烂，
还会产生气体。

所以，屁，
不仅仅是我们吃下去的空气哦。

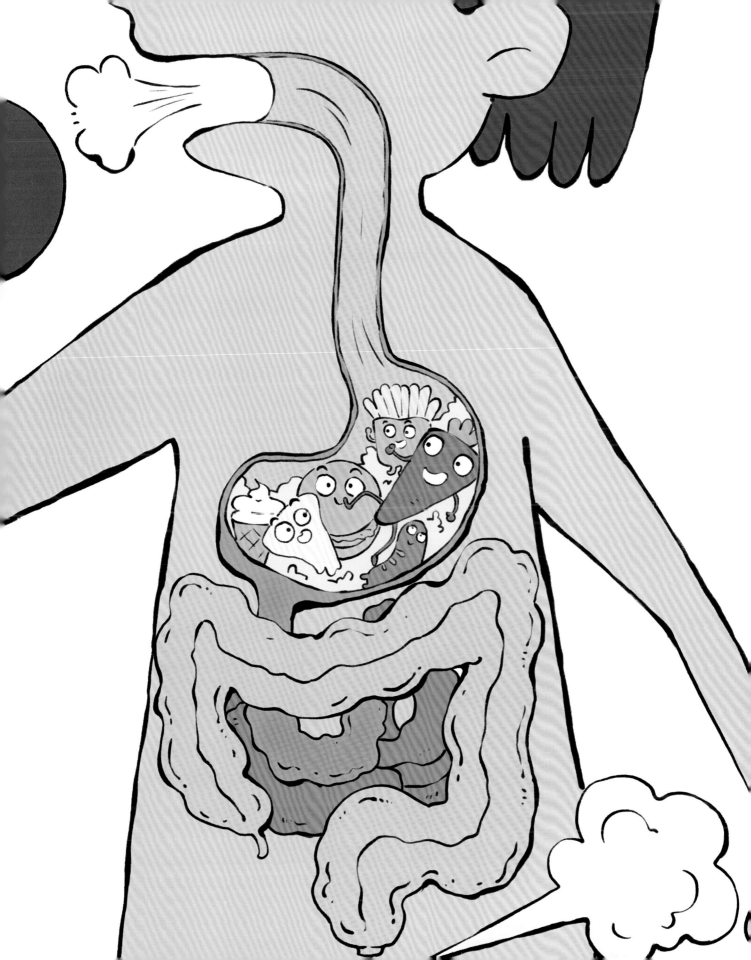

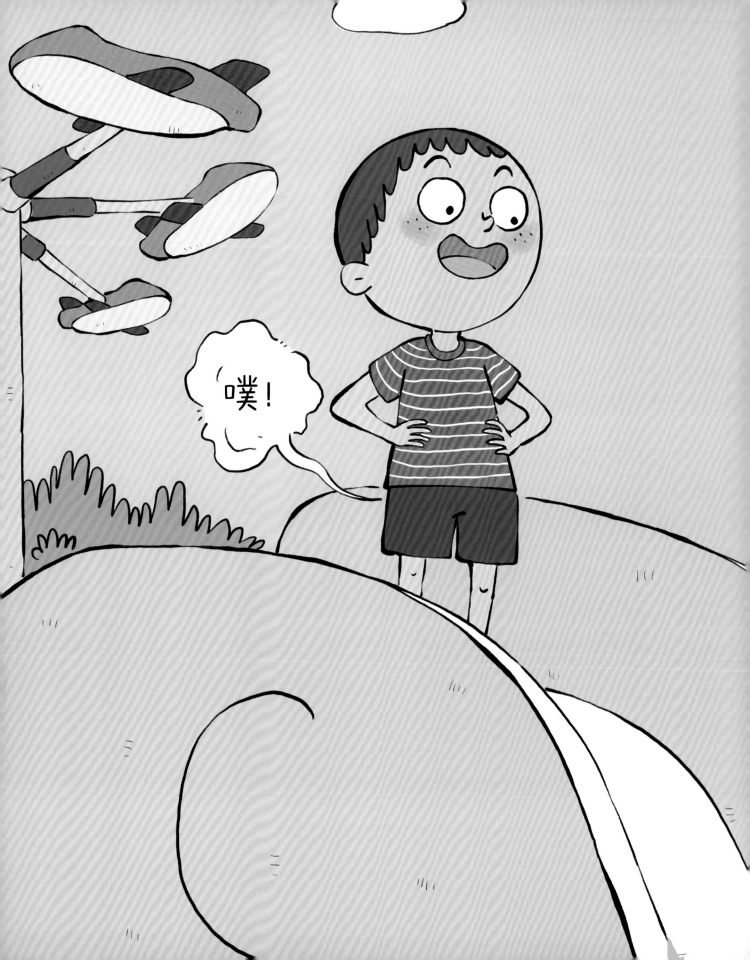

当肚子里的空气越来越多，
它们需要找一个出口，
于是就通过我们的肛门放出来啦！

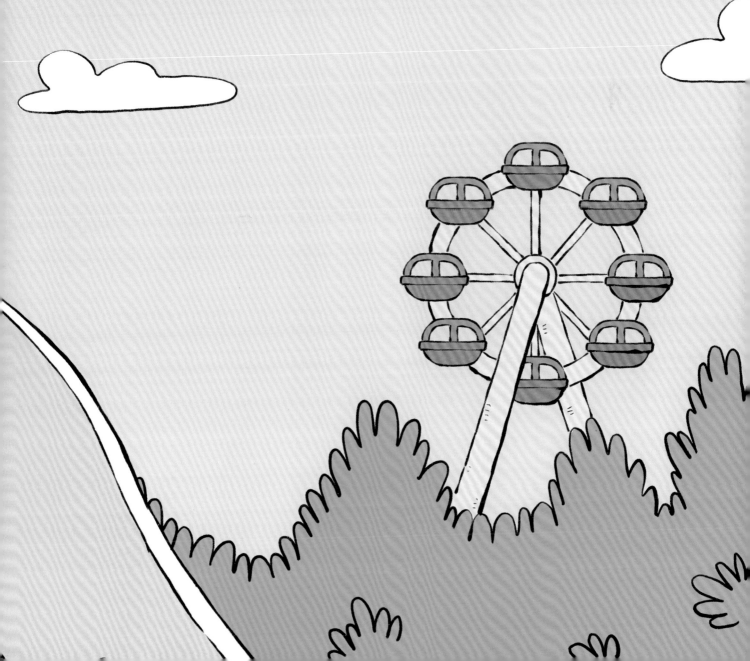

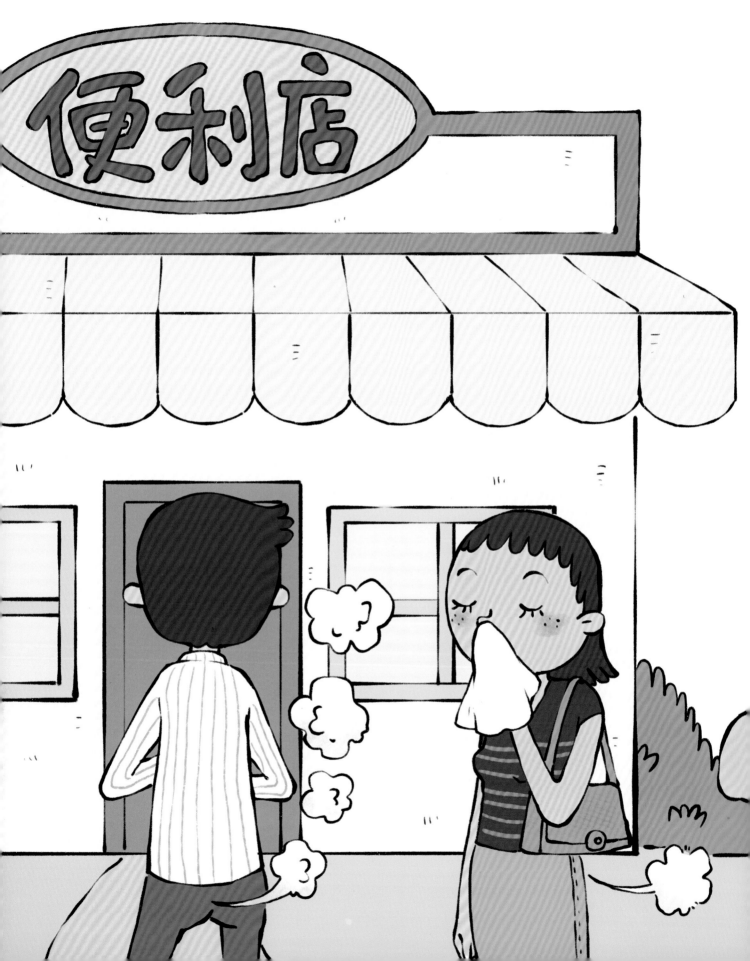

每个人放屁的声音
都不一样。

有的人放屁天崩地裂。
有的人放屁悄无声息。
有的人放屁的声音清脆得像撒豆子。
有的人放屁的声音轻得像一声叹息。

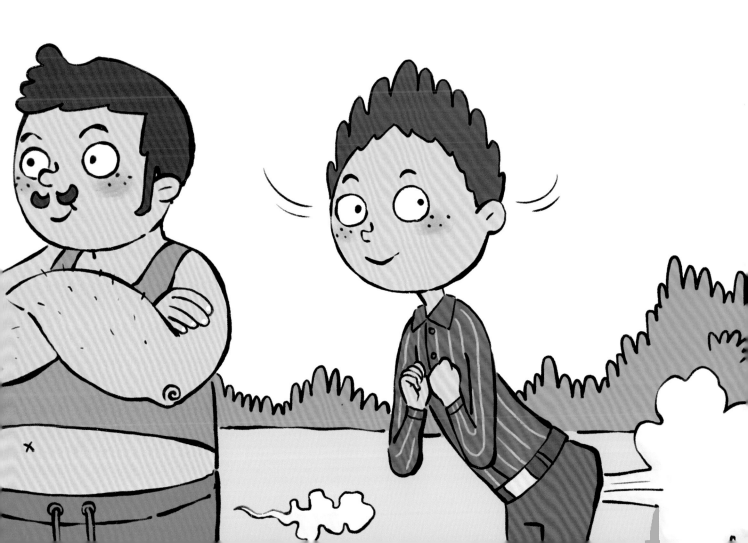

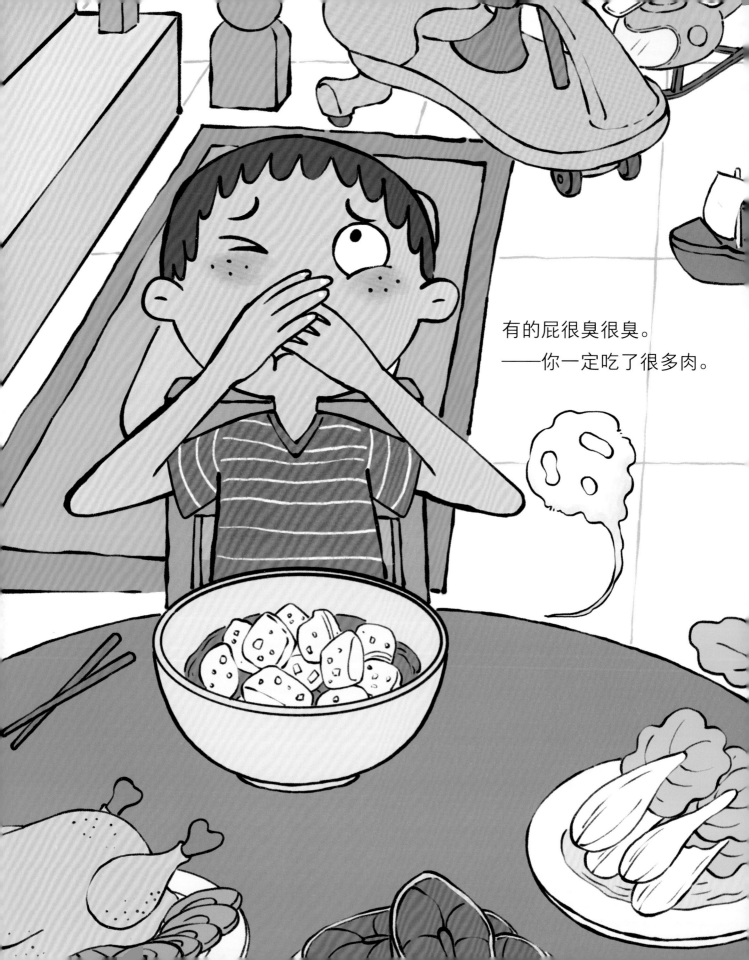

有的屁很臭很臭。
——你一定吃了很多肉。

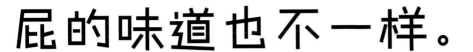

屁的味道也不一样。

一般来说，闻别人的屁，
比闻自己的屁更难受。

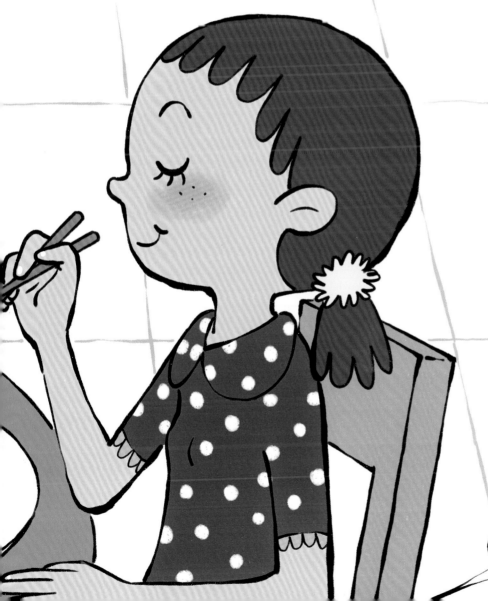

有的屁没那么臭。
——你可能爱吃蔬菜。

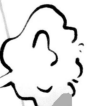

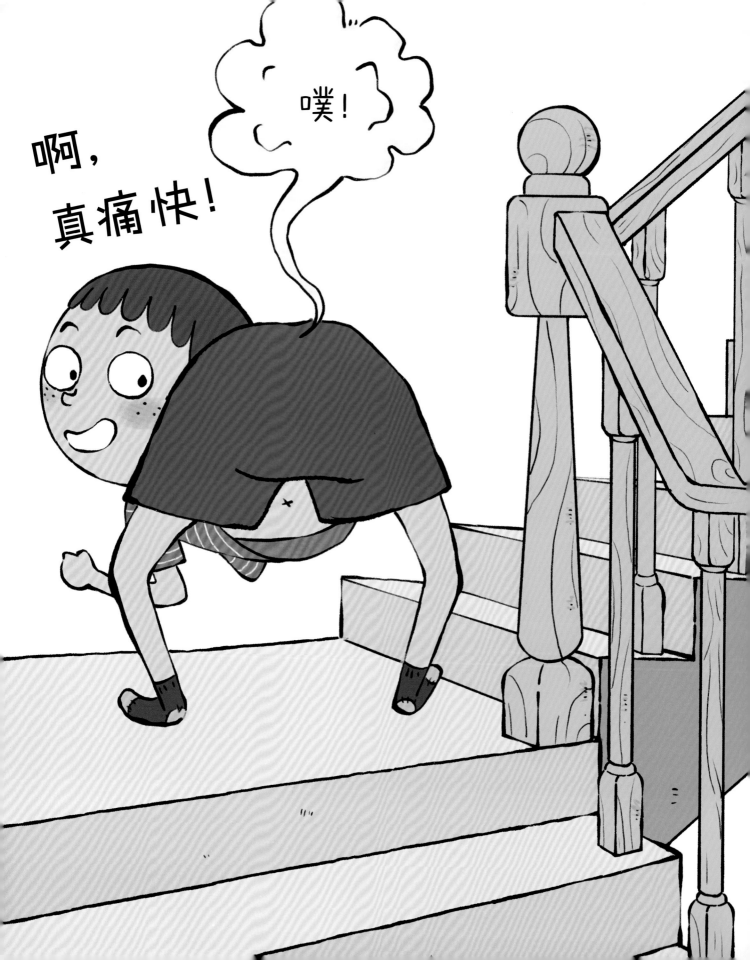

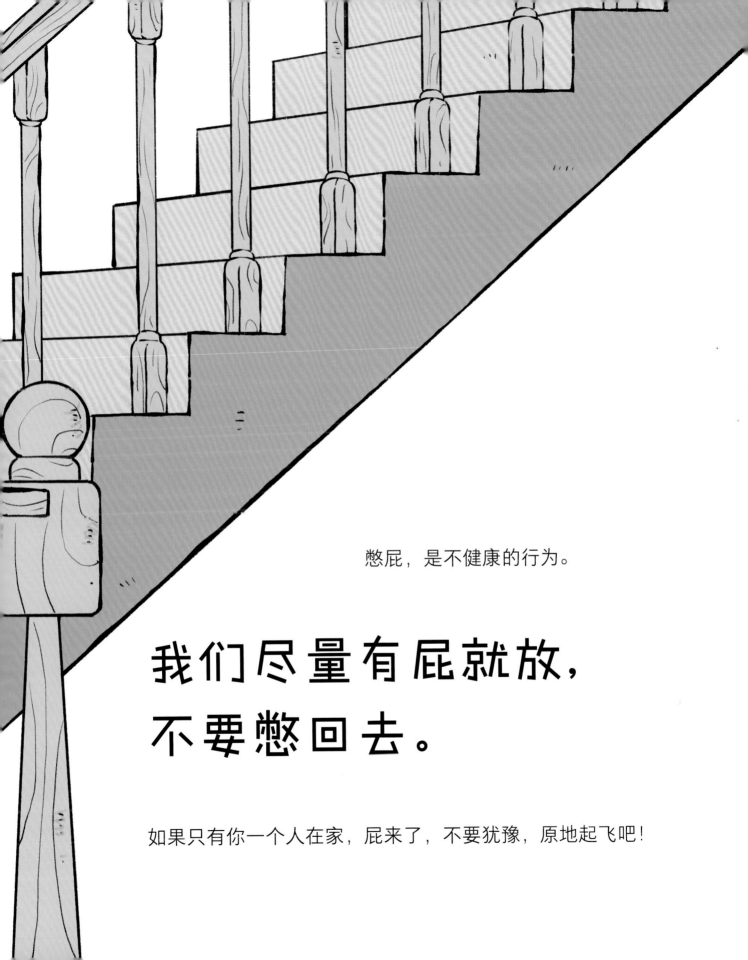

憋屁，是不健康的行为。

我们尽量有屁就放，
不要憋回去。

如果只有你一个人在家，屁来了，不要犹豫，原地起飞吧！

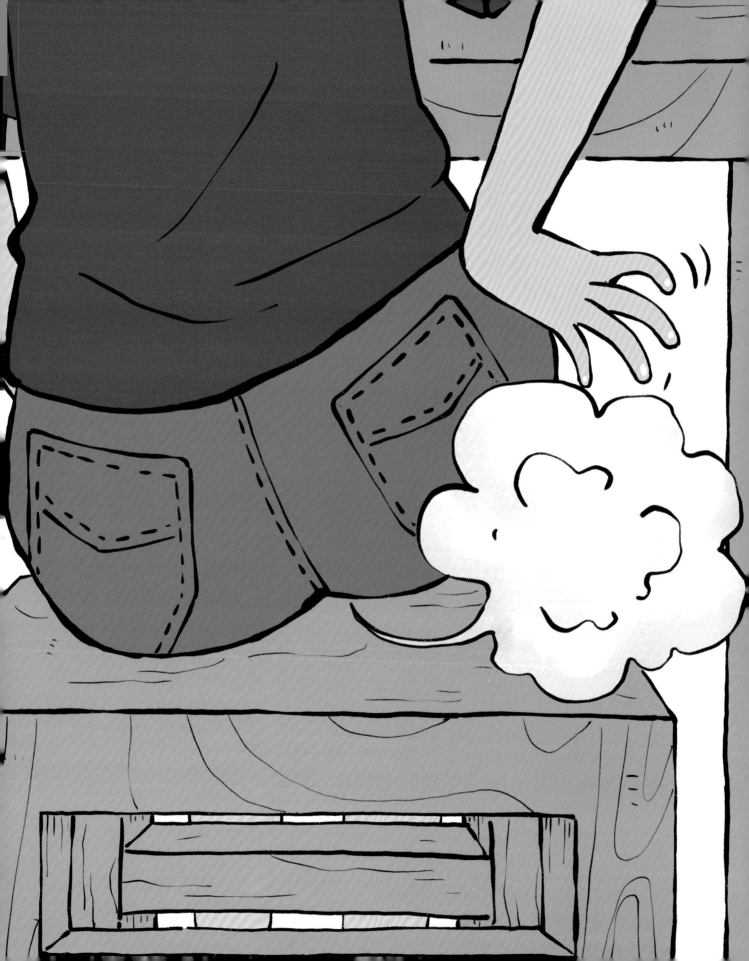

如何优雅又不失礼貌地放一个屁？

你可以在屁意来临的时候，轻轻抬起一边的屁股，悄无声息地完成一件有利健康的"大事"。

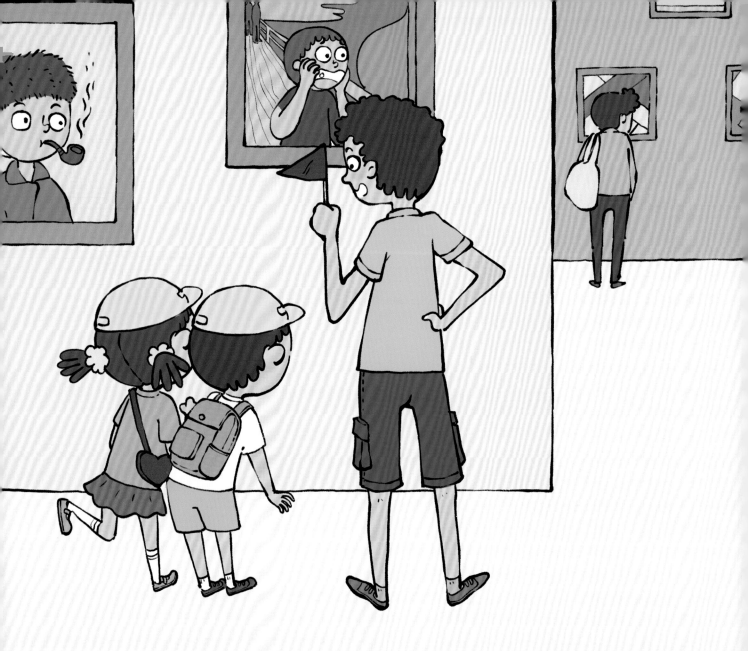

在一些人多的场合，放屁会让人尴尬。这个时候，我们
暂时离开，找一个没有人的地方，痛快释放就好啦！

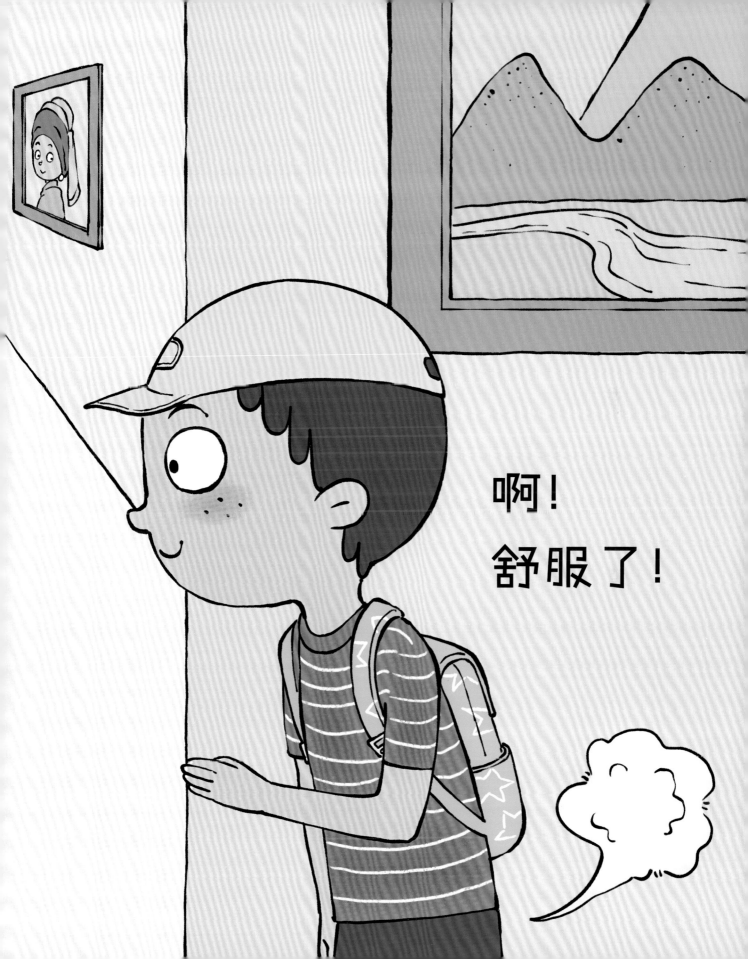

图书在版编目（CIP）数据

我的身体棒棒的. 噗，是谁放屁了？ / 波点童趣著;九灵绘. — 北京：科学技术文献出版社，2023.12
ISBN 978-7-5235-0886-2

Ⅰ.①我… Ⅱ.①波… ②九… Ⅲ.①身体—儿童读物 Ⅳ.①R32-49

中国国家版本馆CIP数据核字(2023)第204696号

我的身体棒棒的. 噗，是谁放屁了？

责任编辑：王黛君　宋嘉婧	特约编辑：叶　青　张　琳	产品经理：田　静
责任校对：张永霞	责任出版：张志平	

出　版　者	科学技术文献出版社
地　　　址	北京市复兴路15号　邮编　100038
编　务　部	（010）58882938，58882087（传真）
发　行　部	（010）58882868，58882870（传真）
邮　购　部	（010）58882873
销　售　部	（010）82069336
官方网址	www.stdp.com.cn
发　行　者	科学技术文献出版社发行　全国各地新华书店经销
印　刷　者	北京盛通印刷股份有限公司
版　　　次	2023 年 12 月第 1 版　2023 年 12 月第 1 次印刷
开　　　本	889×1194　1/16
字　　　数	10 千
印　　　张	8.75
书　　　号	ISBN 978-7-5235-0886-2
定　　　价	108.00 元（全 5 册）

我的身体棒棒的.

噗噗噗，便便不能忍

波点童趣 著

九灵 绘

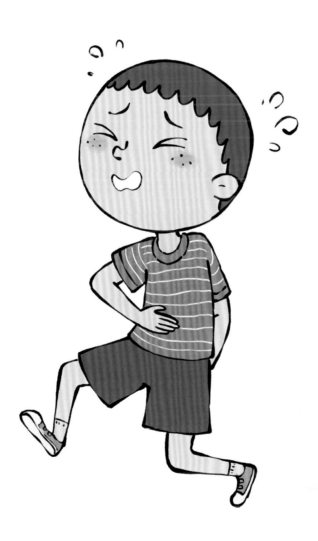

科学技术文献出版社
SCIENTIFIC AND TECHNICAL DOCUMENTATION PRESS
·北京·

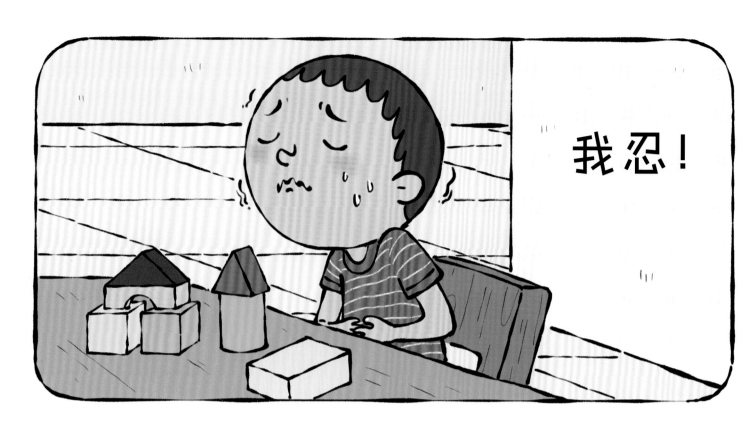

我忍！

我忍！

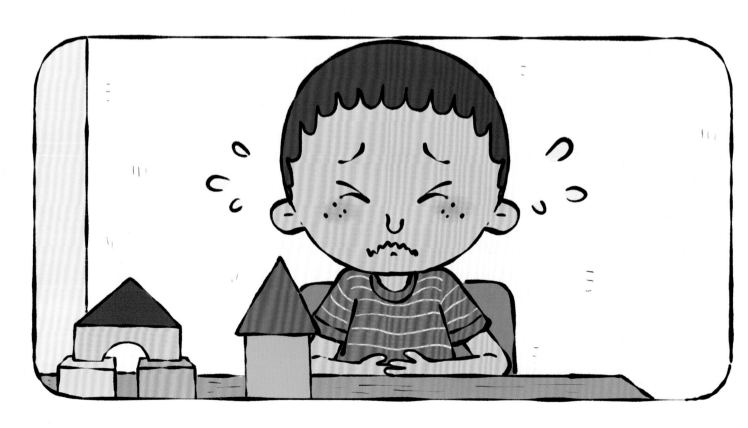

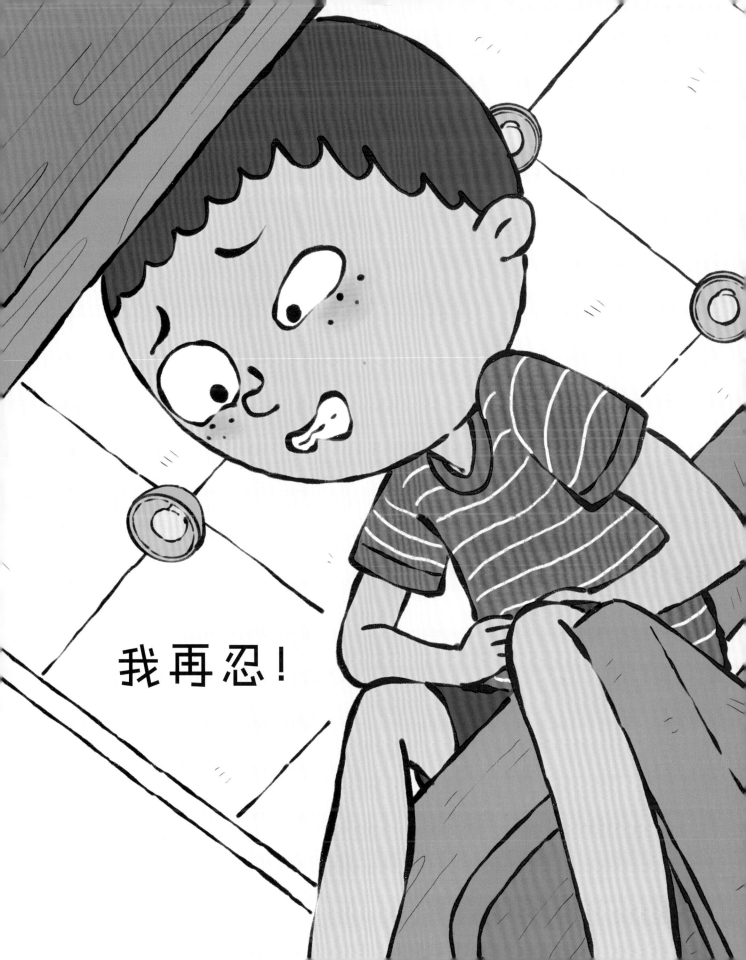

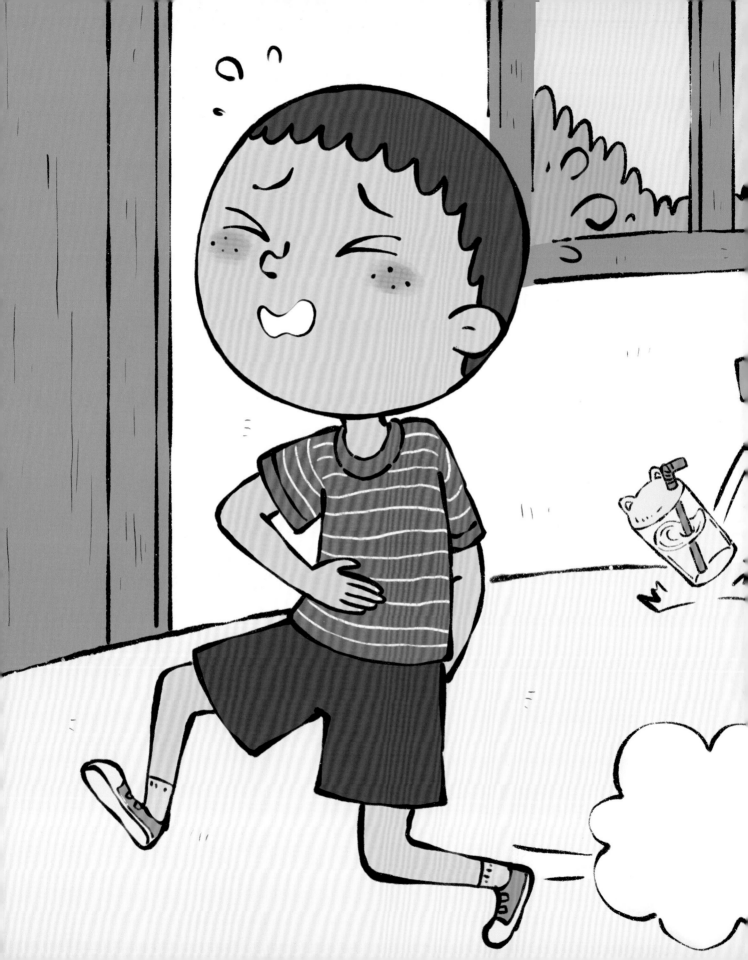

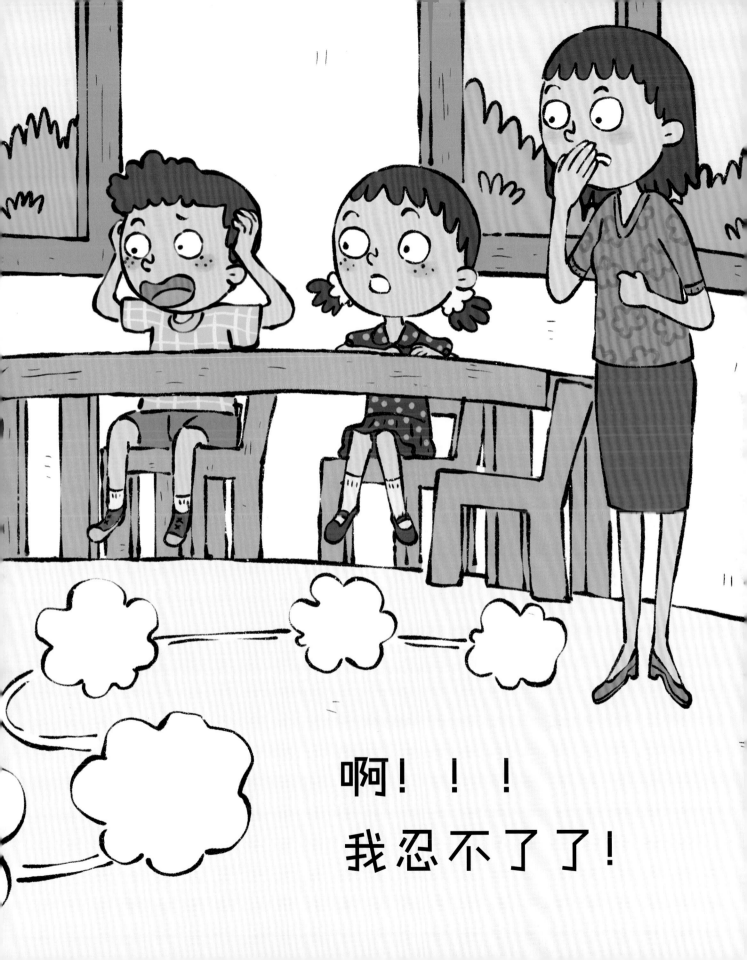

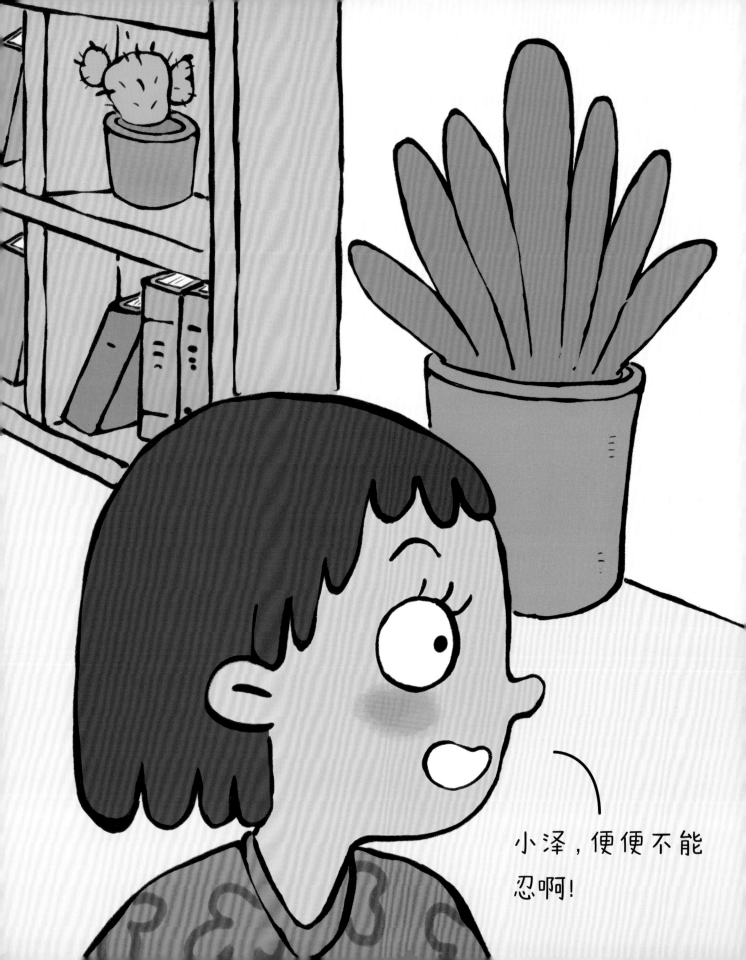

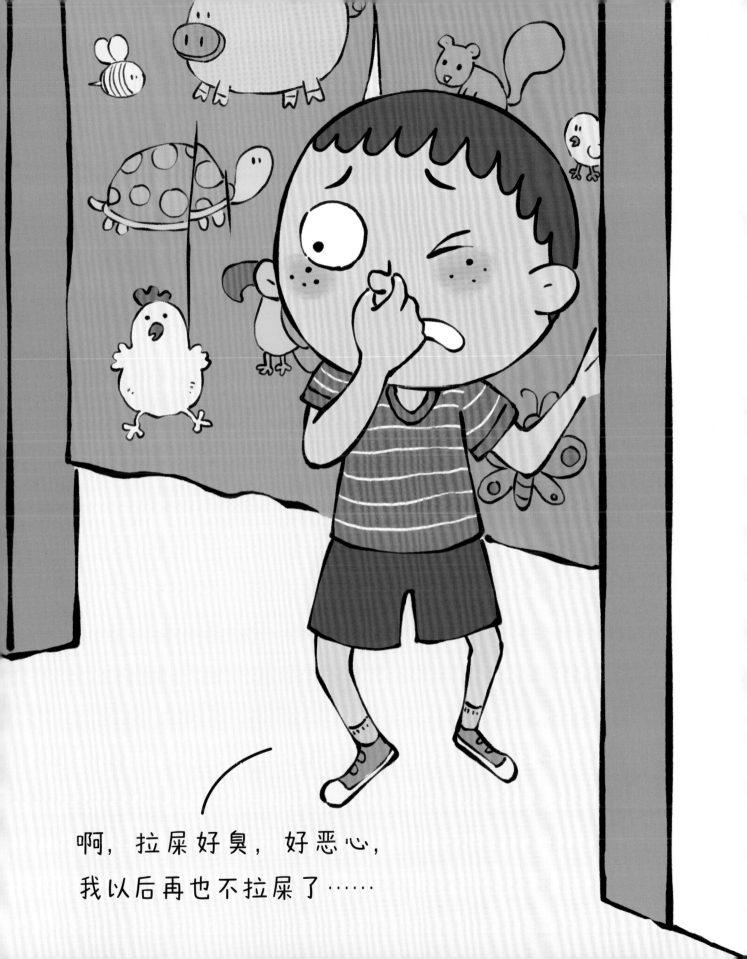

啊，拉屎好臭，好恶心，
我以后再也不拉屎了……

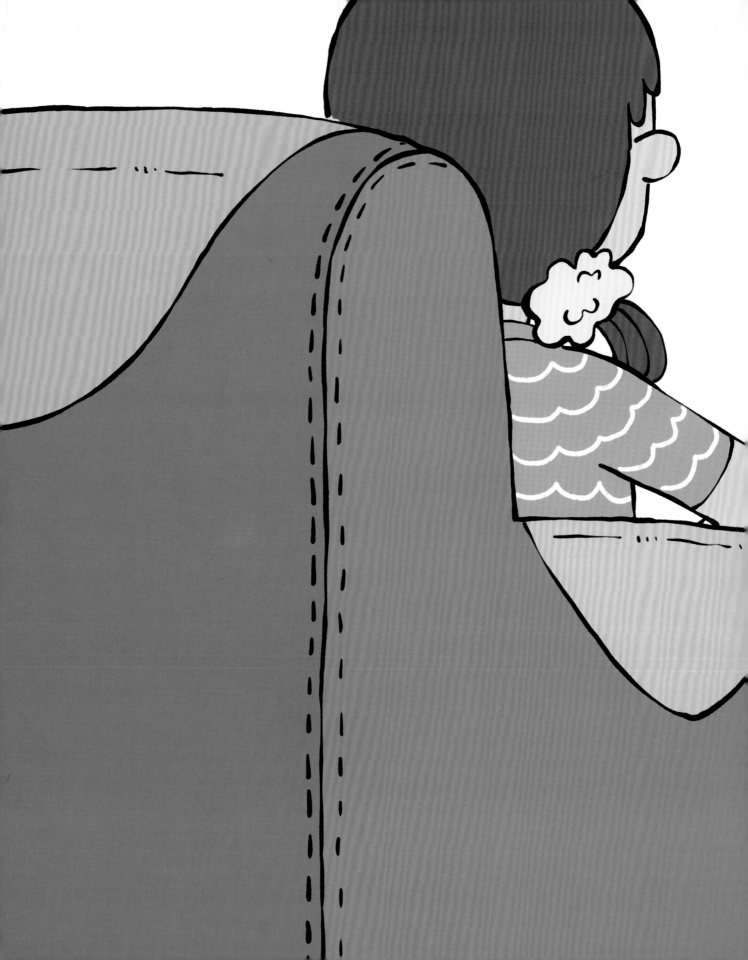

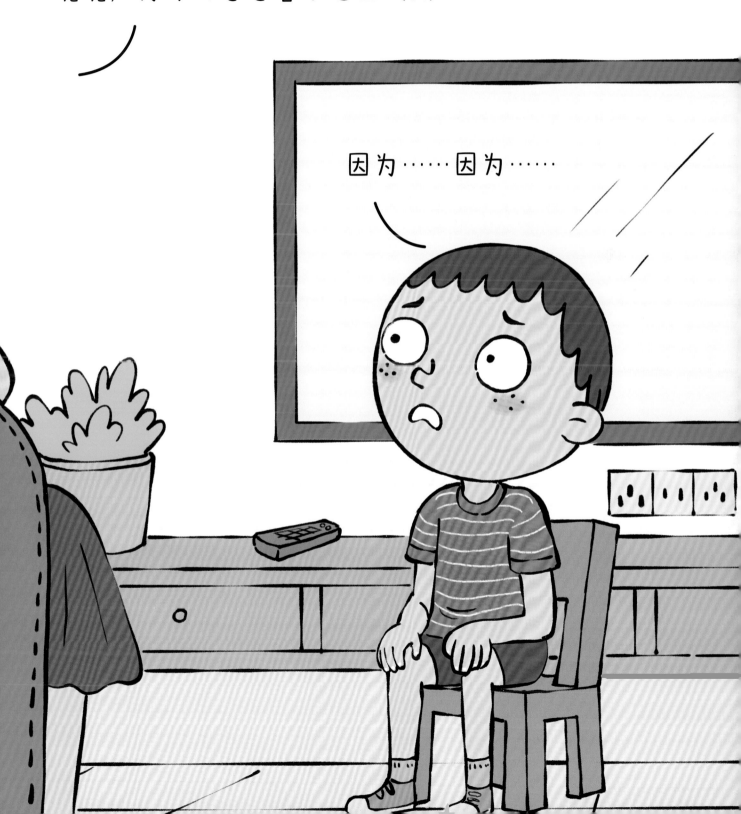

第一，便便的味道，
真的好难闻。

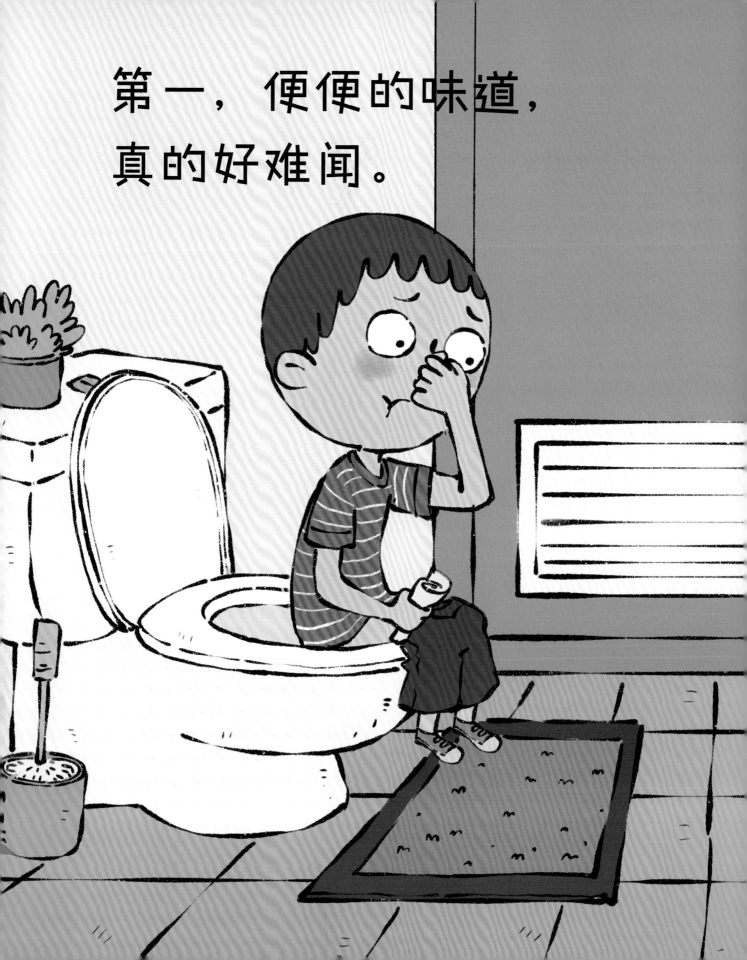

第二，便便的样子，
真的不好看！

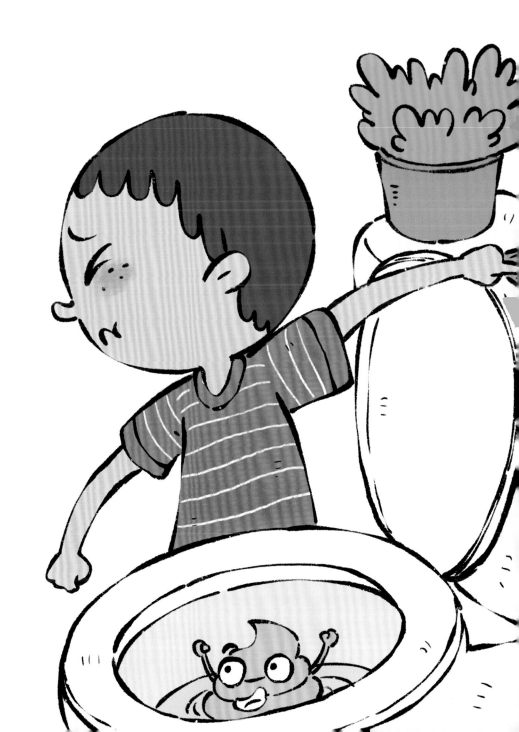

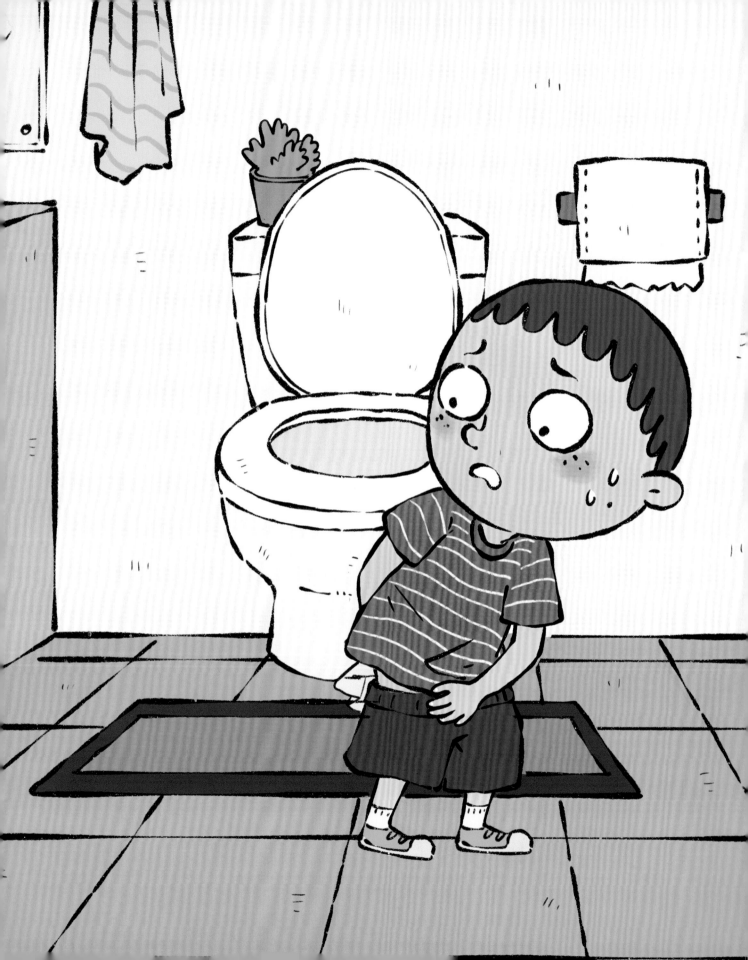

第三，我每次擦屁屁，都会……有一点在手上！

好了！我不想再回忆了。总之，我不想拉便便，人要是没有便便就好了！

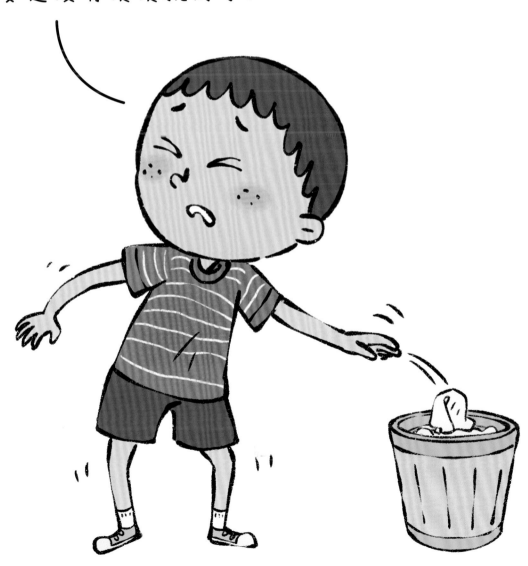

我们来看看美味的食物，是怎么变成便便的，也许你就不会讨厌便便了。

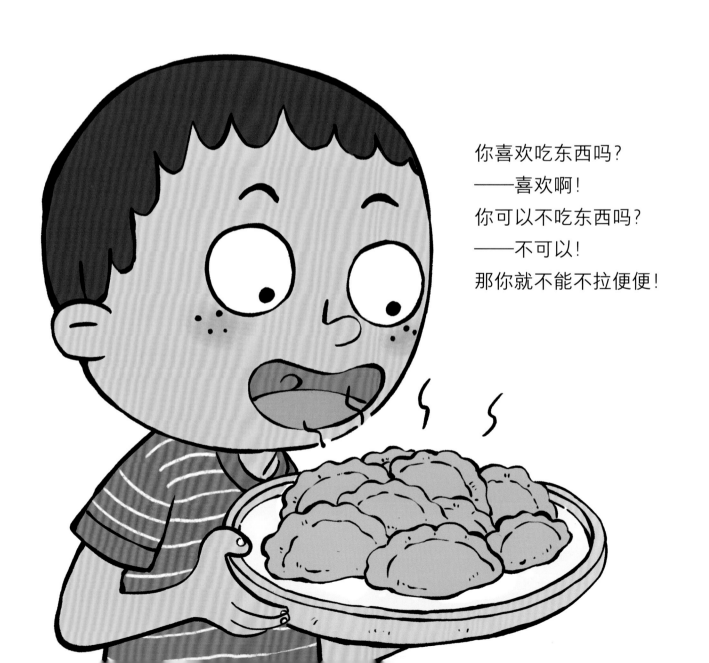

你喜欢吃东西吗？
——喜欢啊！
你可以不吃东西吗？
——不可以！
那你就不能不拉便便！

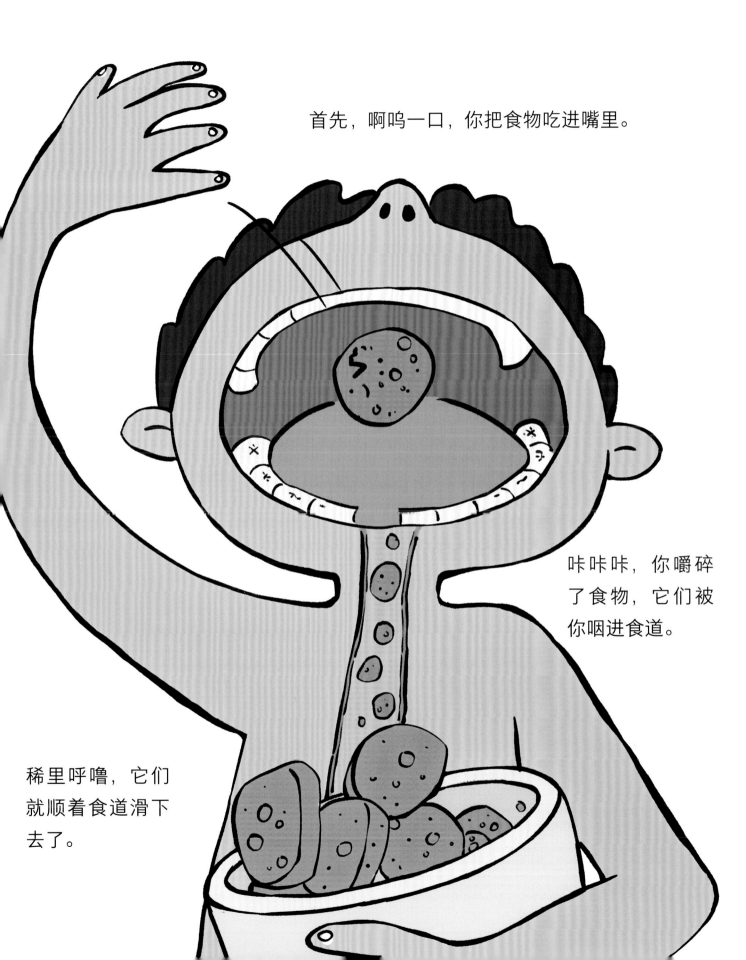

首先，啊呜一口，你把食物吃进嘴里。

咔咔咔，你嚼碎了食物，它们被你咽进食道。

稀里呼噜，它们就顺着食道滑下去了。

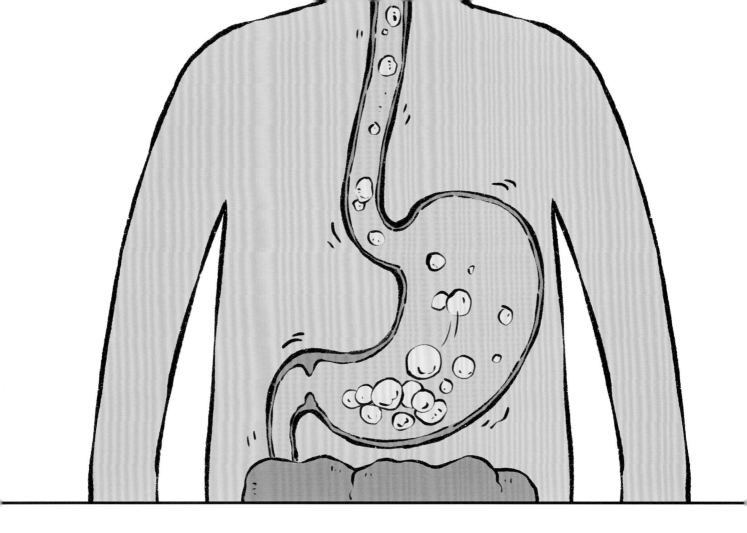

食物经过食道，来到你的胃。

你的胃开始工作，分泌酸酸的胃液，搅动食物，
让你吃下去的东西，变得更细、更软。

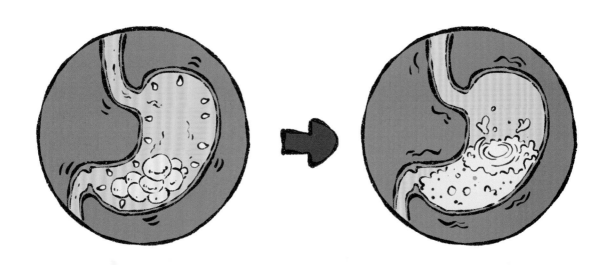

接下来，食物要继续它们的旅行。

它们进入你的小肠啦！你的小肠开始工作，它的职责是把食物的养分吸收，然后通过血液，把养分送到你身体的各个地方。

被吸收完养分的食物，就是残渣了。它们要继续旅行，下一站——大肠。

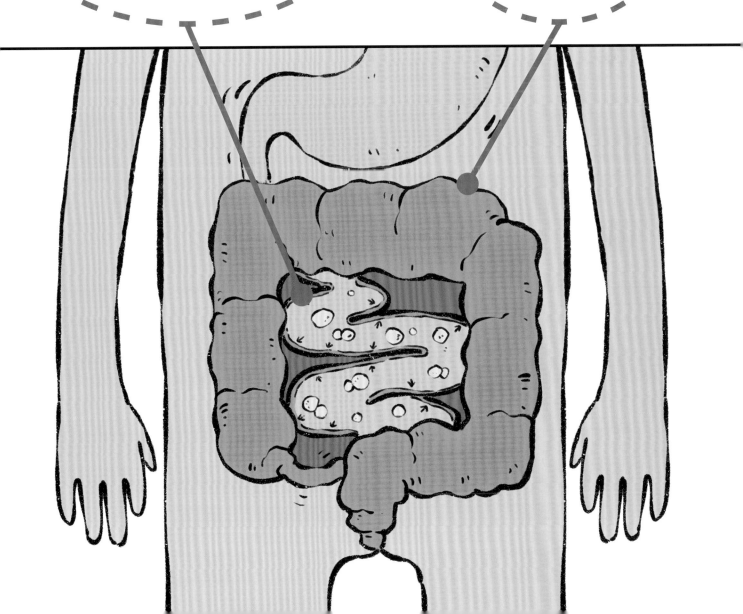

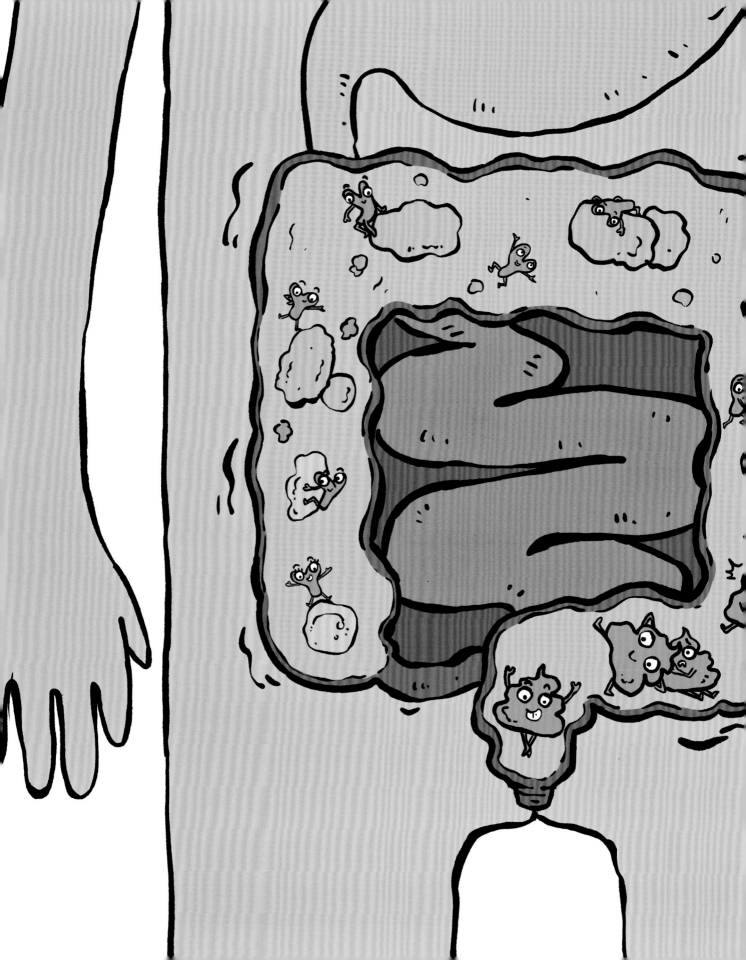

别看我们的肚子不大，但肚子里的大肠可有一米多长呢！它盘在我们的腹部，负责将食物残渣里的水分吸收掉，让它们变成便便。

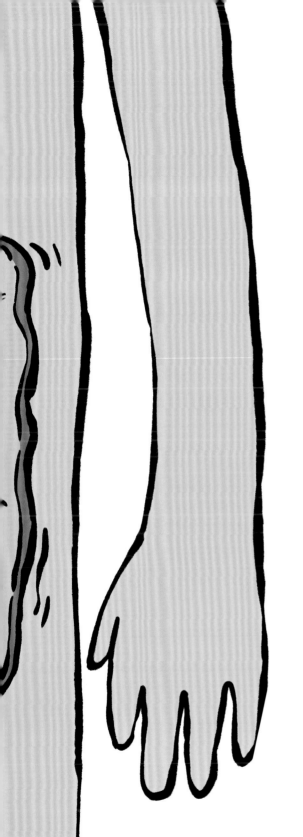

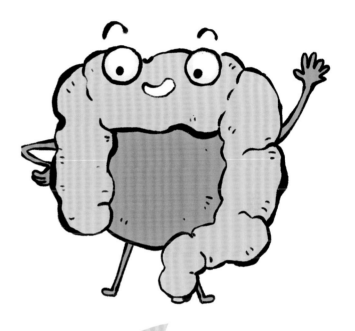

大肠里有很多益生菌，它们可以帮助分解食物残渣，维持肠道健康。

便便在大肠里越来越多，它们就会向下移动，来到直肠。这时候，想上厕所的感觉就来了！

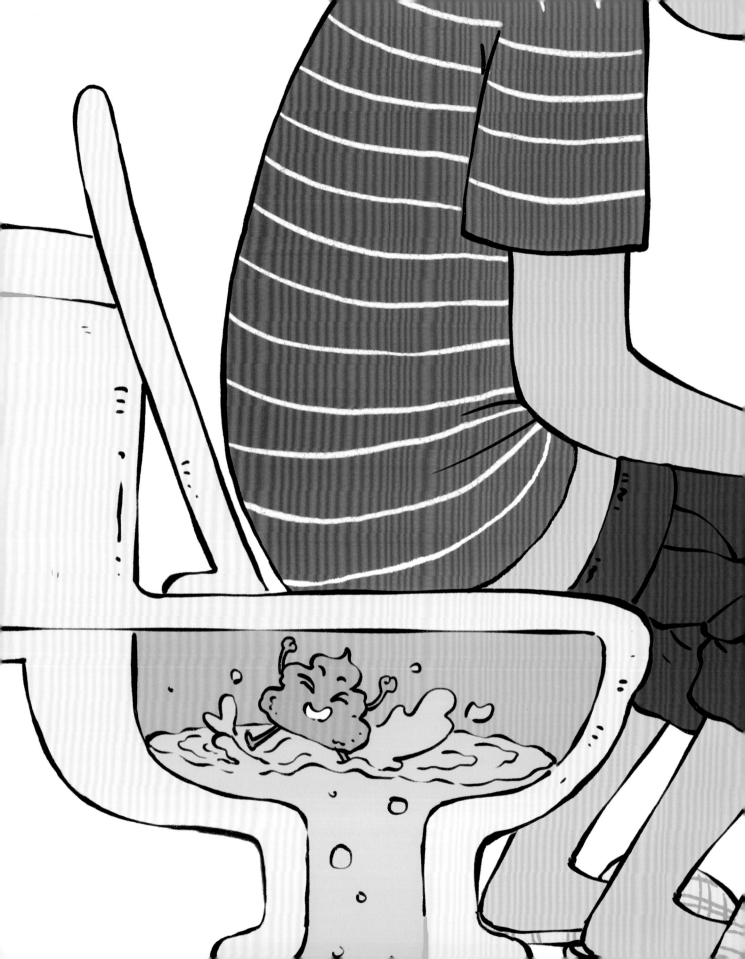

来感觉了，我们就赶快去上厕所吧！
把对身体已经没有好处的便便排出去！

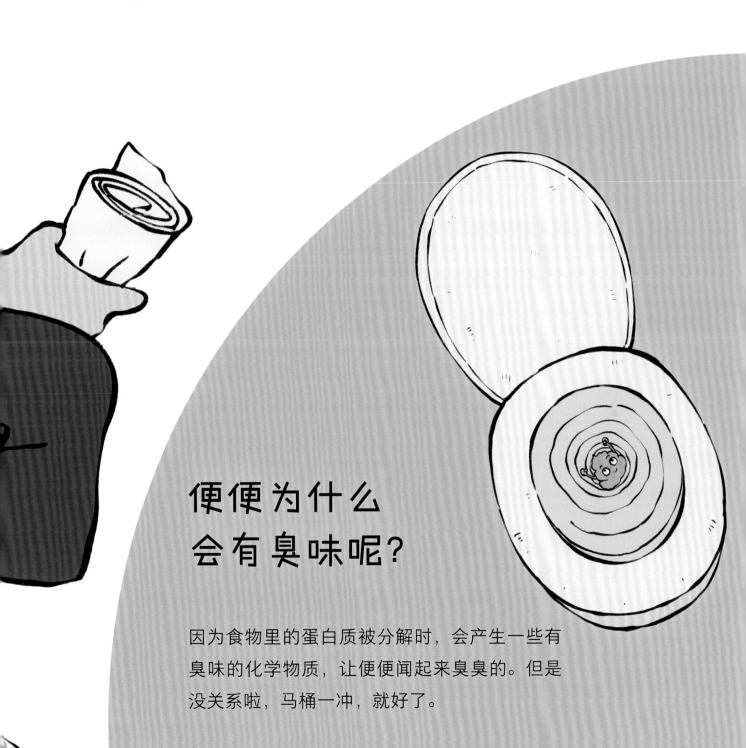

便便为什么
会有臭味呢？

因为食物里的蛋白质被分解时，会产生一些有
臭味的化学物质，让便便闻起来臭臭的。但是
没关系啦，马桶一冲，就好了。

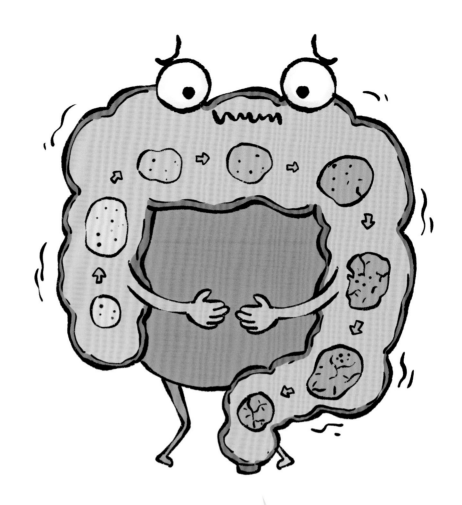

如果我们有便便，却憋着不去上厕所，便便就会在肠道里停留，时间久了，会导致水分被过度吸收，便便变得干燥，引起便秘。

你的身体会变得不舒服,肚子会胀胀的,
甚至会痛哦!

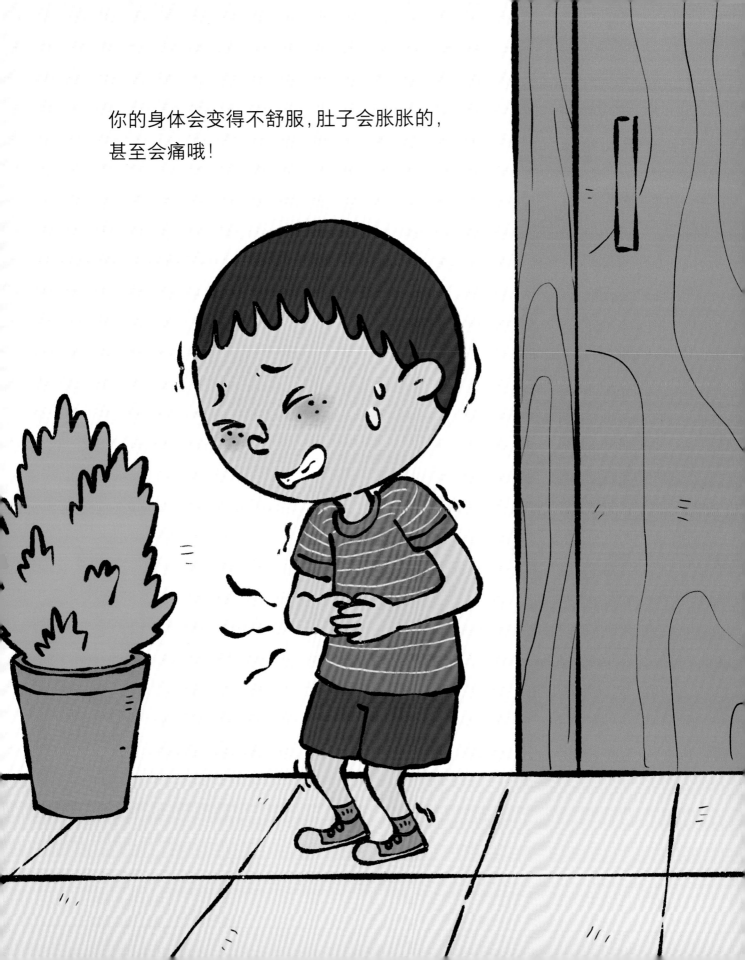

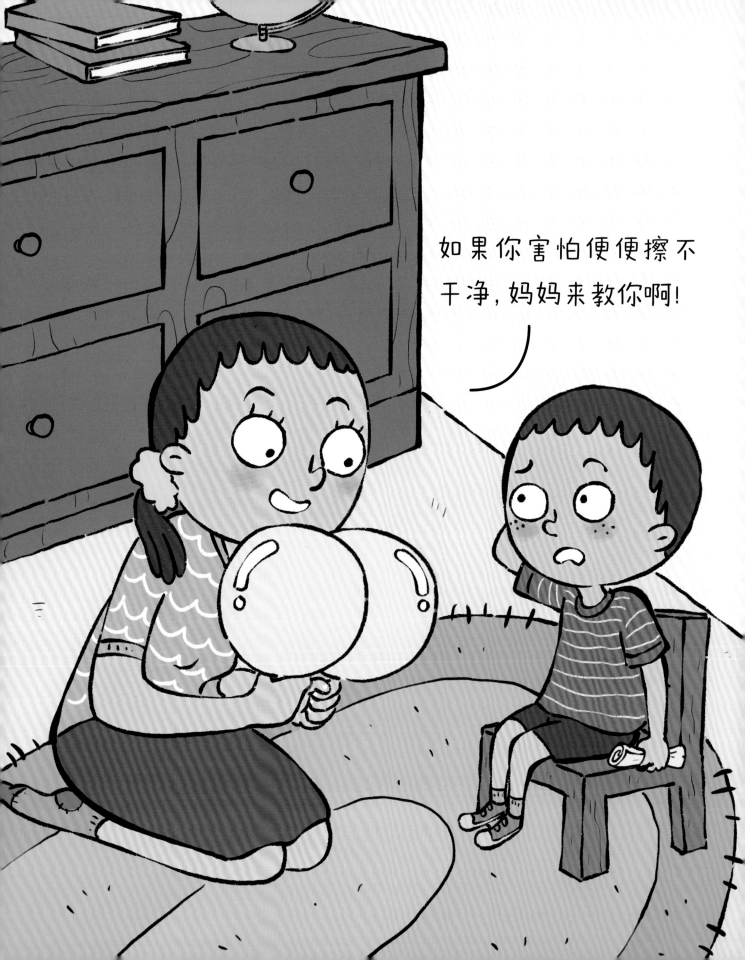

我们来玩一个擦便便的游戏吧!

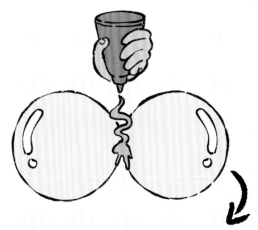

这是两个粘在一起的气球,
这是花生酱,抹在气球上。

把气球固定在凳子上。

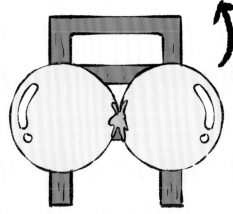

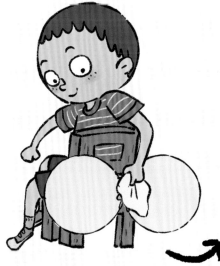

坐在凳子上,手往后
擦擦擦!

多多练习,
就能擦干净了。

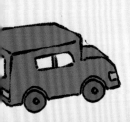

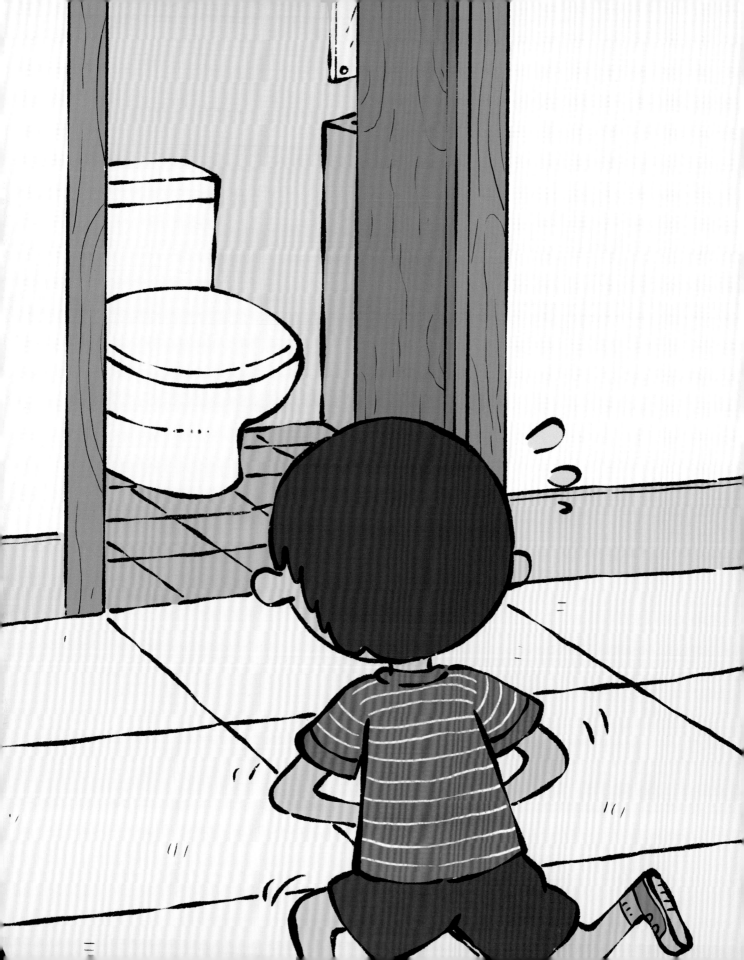

哎呀，先不玩了。
我来便便了，
先上厕所去。

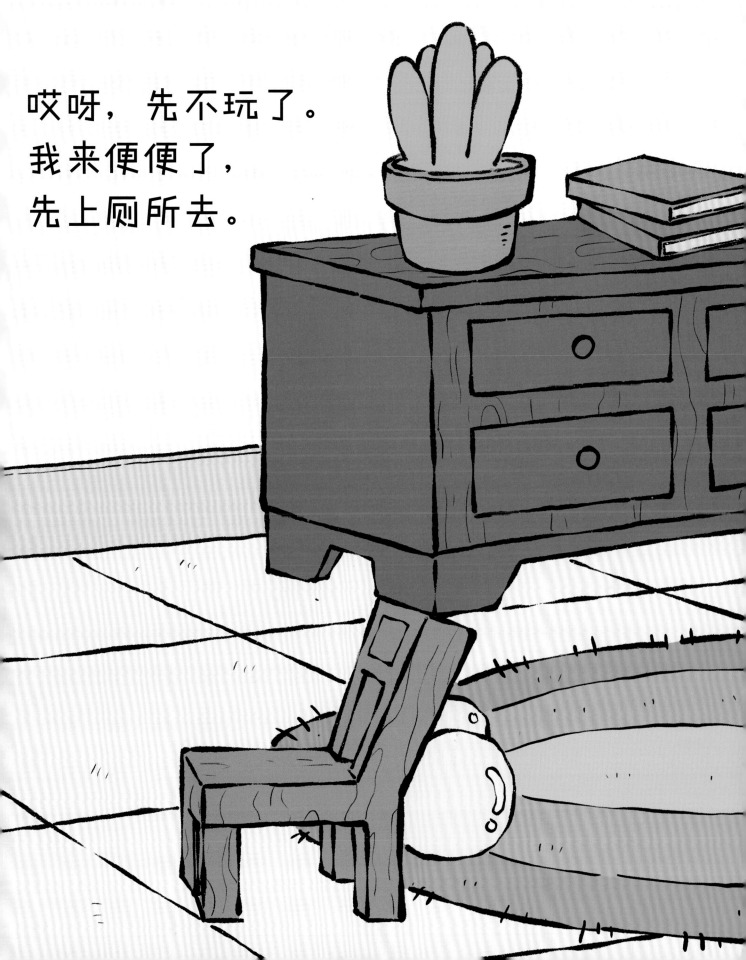

图书在版编目（CIP）数据

我的身体棒棒的.噗噗噗，便便不能忍 / 波点童趣著;九灵绘. — 北京：科学技术文献出版社，2023.12
ISBN 978-7-5235-0886-2

Ⅰ.①我… Ⅱ.①波… ②九… Ⅲ.①身体—儿童读物 Ⅳ.①R32-49

中国国家版本馆CIP数据核字(2023)第204697号

我的身体棒棒的．噗噗噗，便便不能忍

责任编辑：王黛君　宋嘉婧	特约编辑：叶　青　张　琳	产品经理：田　静
责任校对：张永霞	责任出版：张志平	

出 版 者	科学技术文献出版社
地　　址	北京市复兴路15号　邮编　100038
编 务 部	（010）58882938，58882087（传真）
发 行 部	（010）58882868，58882870（传真）
邮 购 部	（010）58882873
销 售 部	（010）82069336
官方网址	www.stdp.com.cn
发 行 者	科学技术文献出版社发行　全国各地新华书店经销
印 刷 者	北京盛通印刷股份有限公司
版　　次	2023年12月第1版　2023年12月第1次印刷
开　　本	889×1194　1/16
字　　数	10千
印　　张	8.75
书　　号	ISBN 978-7-5235-0886-2
定　　价	108.00元（全5册）

我的身体棒棒的.

阿嚏!不要挖鼻孔

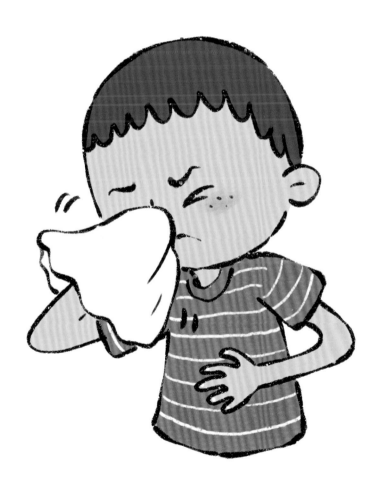

波点童趣 著

九灵 绘

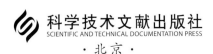

科学技术文献出版社
SCIENTIFIC AND TECHNICAL DOCUMENTATION PRESS

·北京·

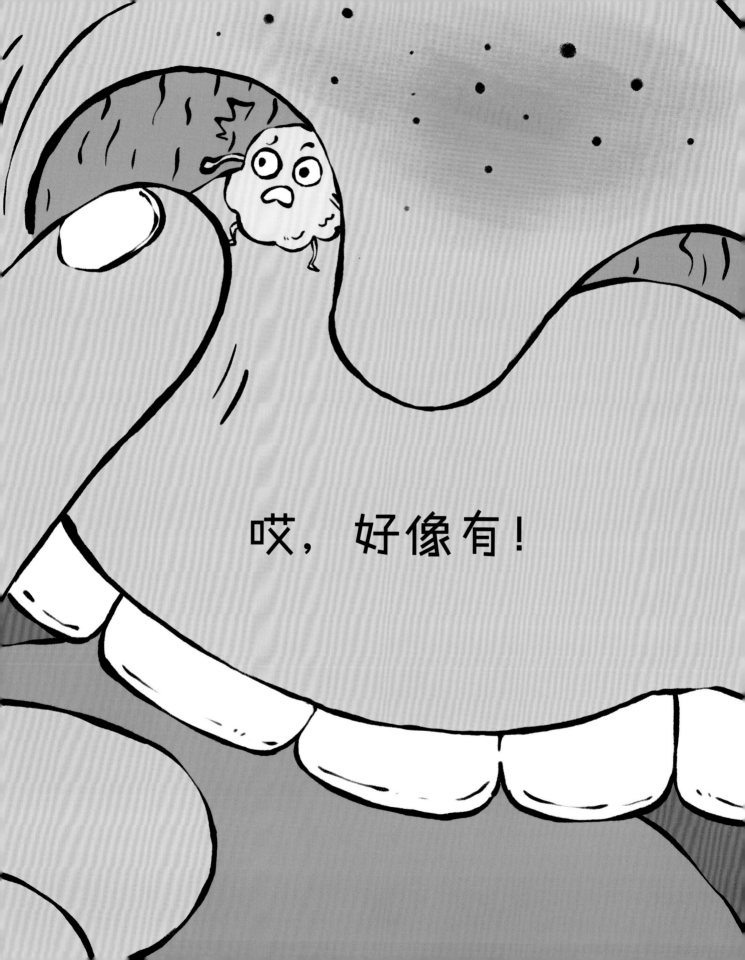

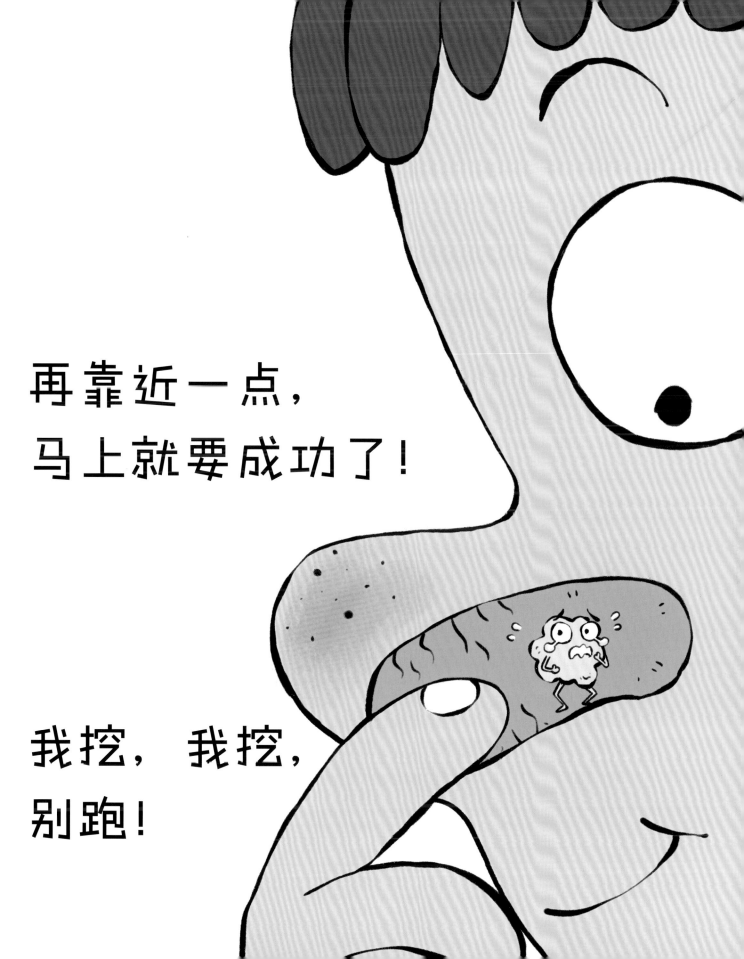

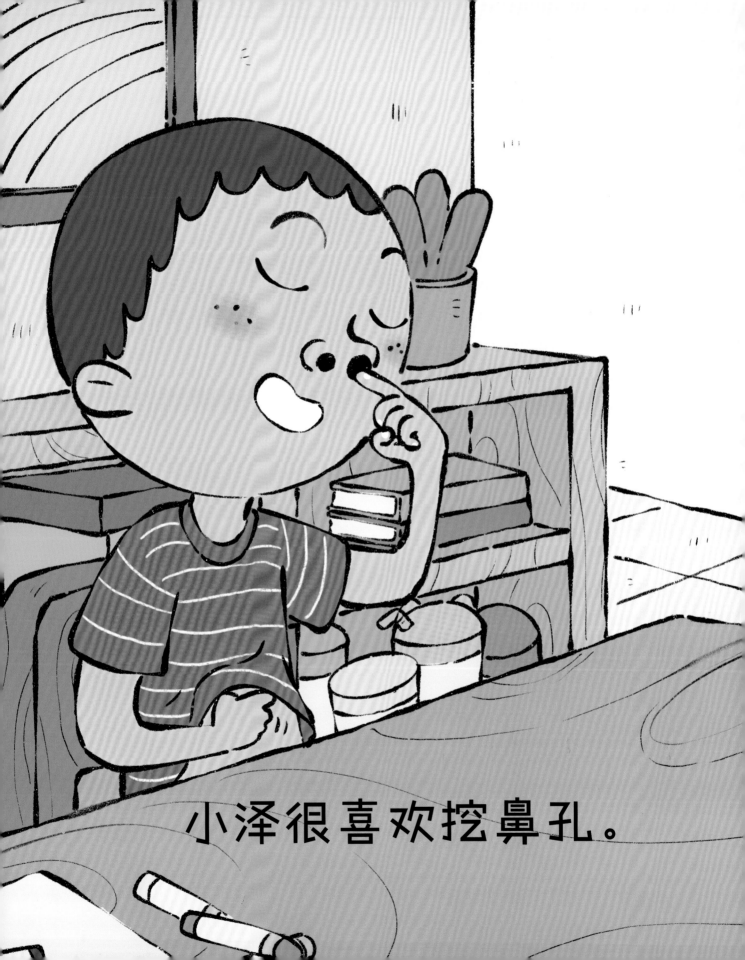

小泽很喜欢挖鼻孔。

无论是在家还是在学校，
他总是习惯用指头探索鼻子里的东西。

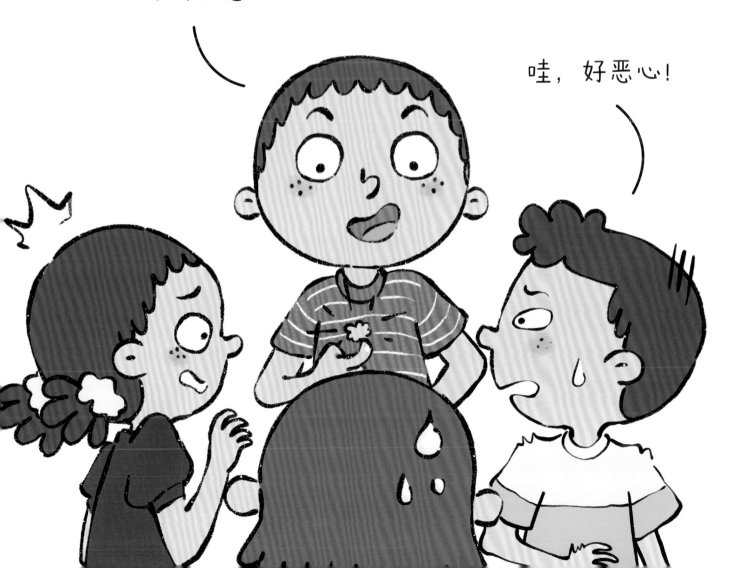

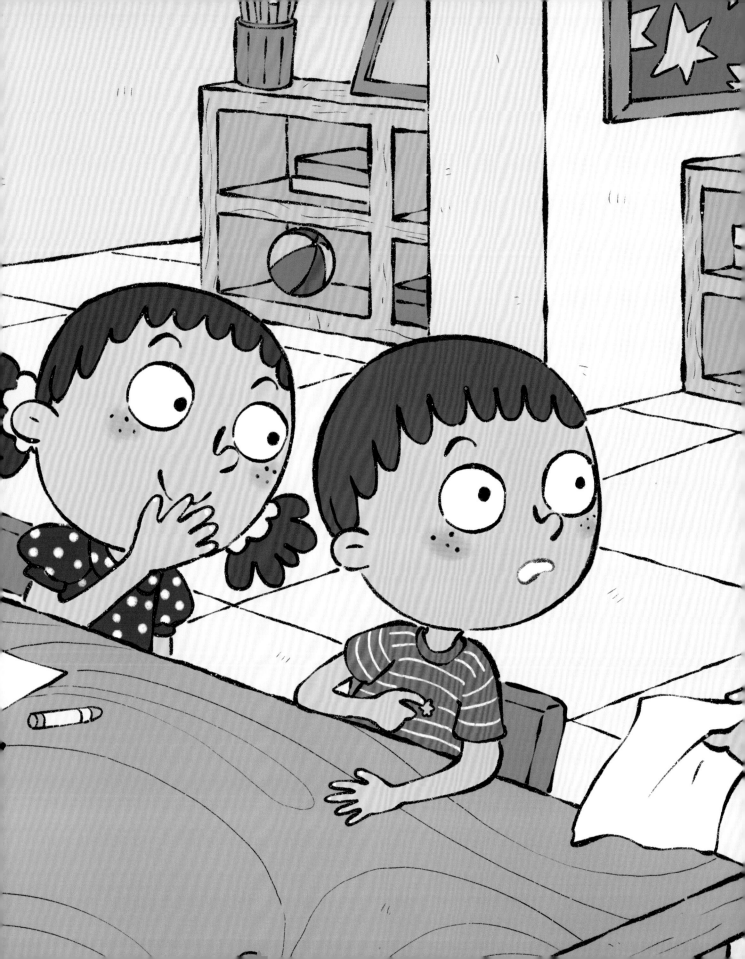

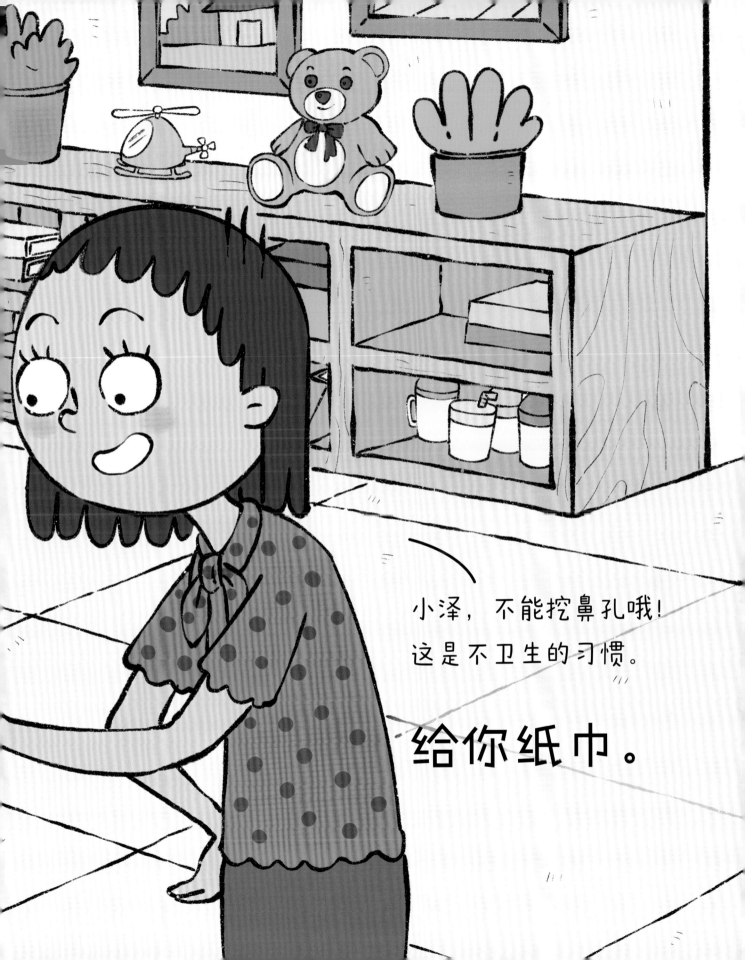

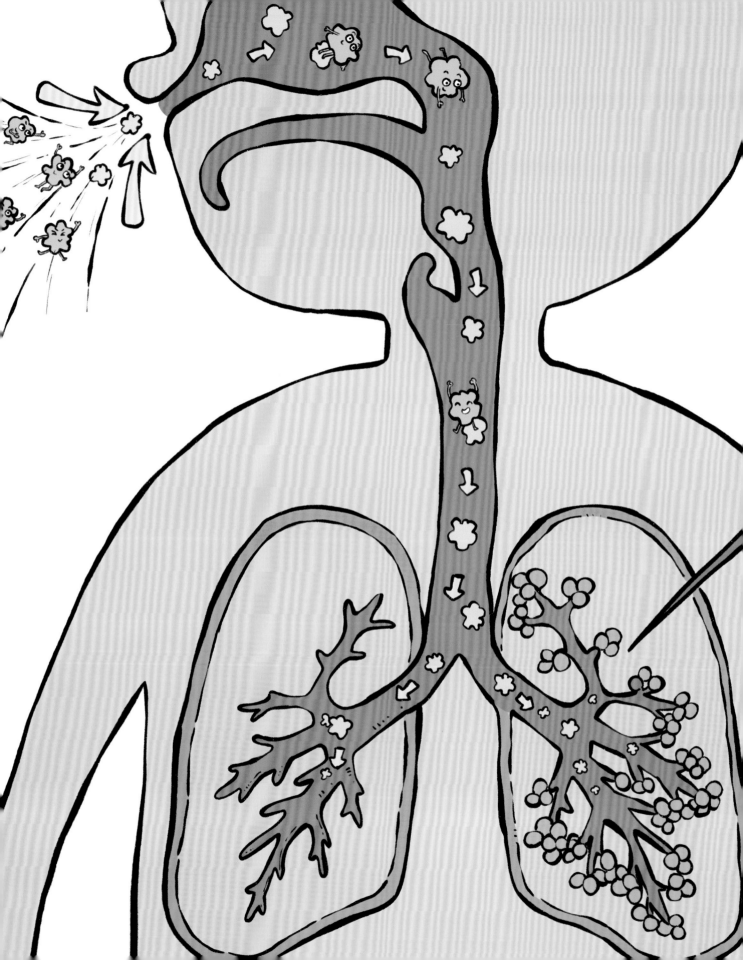

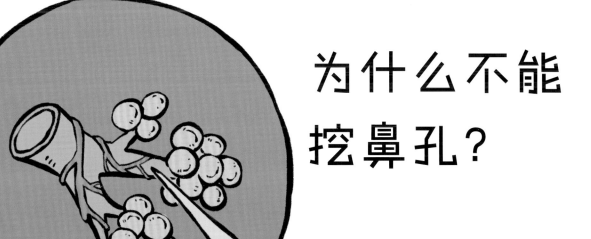

为什么不能挖鼻孔？

因为鼻子是我们重要的呼吸器官。当我们吸气时，空气通过鼻子进入身体。空气中含有氧气，这是我们身体所需的气体。

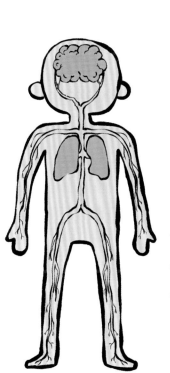

空气通过鼻子进入肺部。肺部有许多肺泡。在肺泡中，氧气被吸收到血液中，流向全身。这样，我们的身体就得到了氧气供应，可以维持正常的生命活动了！

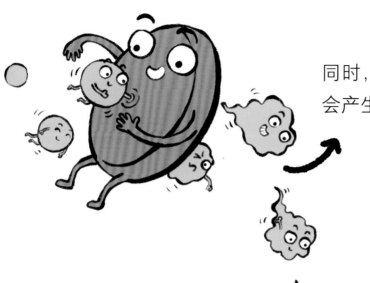

同时，我们的身体也会产生二氧化碳。

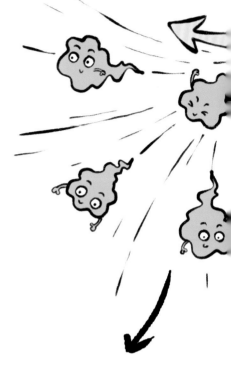

当氧气被血液吸收后，二氧化碳会从血液中释放出来，进入肺泡。

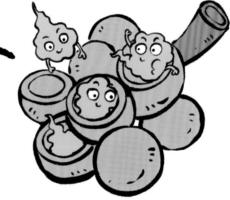

这时，我们需要呼气，把二氧化碳从肺部排出体外。这样，我们就完成了身体必需的生命活动：呼吸。

所以，你看，鼻子多么重要。

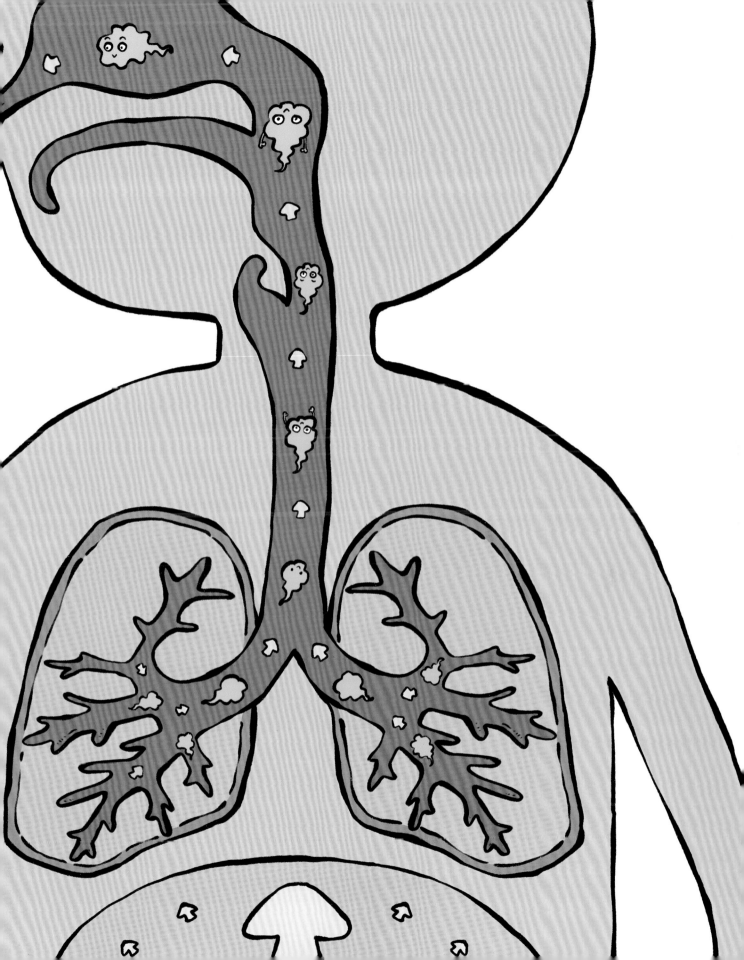

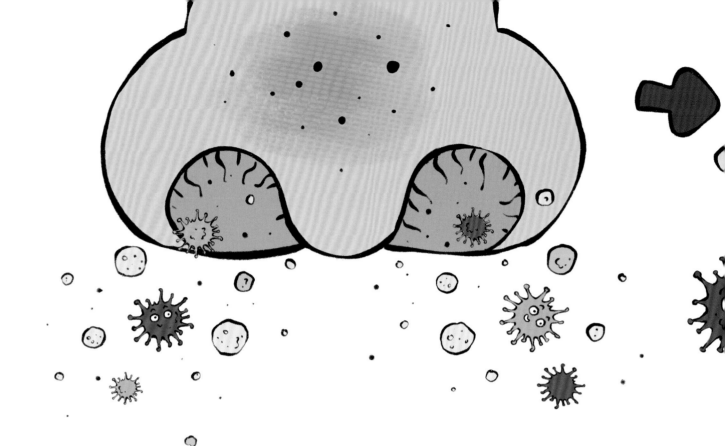

人为什么会有鼻屎呢?

空气中有很多细小的灰尘和细菌，通过鼻子吸入身体时，我们的鼻子可以帮助过滤空气中的这些脏东西，阻止它们进入呼吸道，保护身体免受它们的侵害。

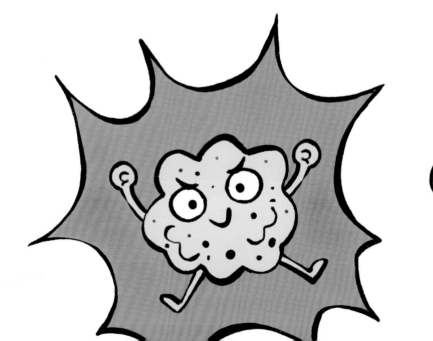

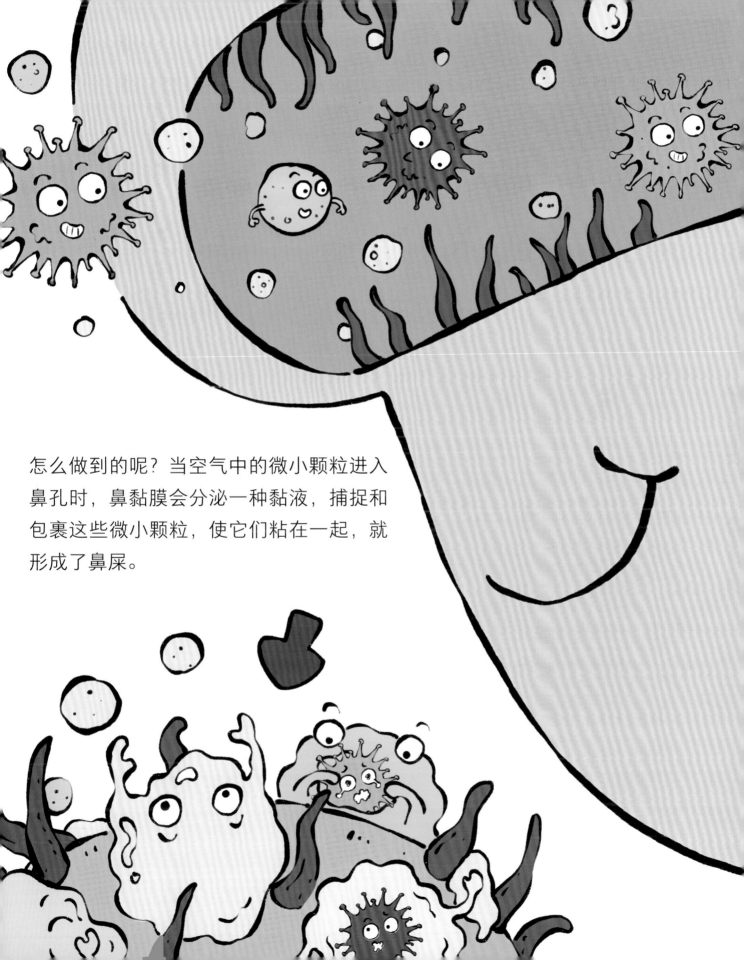

怎么做到的呢？当空气中的微小颗粒进入鼻孔时，鼻黏膜会分泌一种黏液，捕捉和包裹这些微小颗粒，使它们粘在一起，就形成了鼻屎。

有了鼻屎，不用担心。

当我们呼吸时，一部分鼻屎会随着呼吸掉出鼻腔，
这是我们身体自然清理鼻腔的方式。

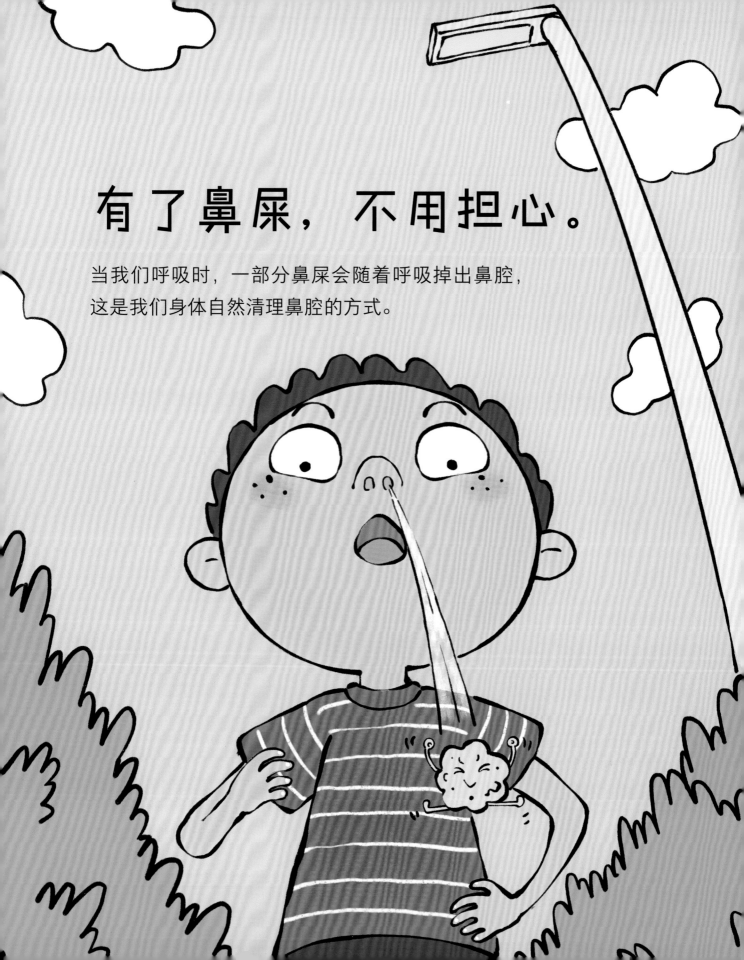

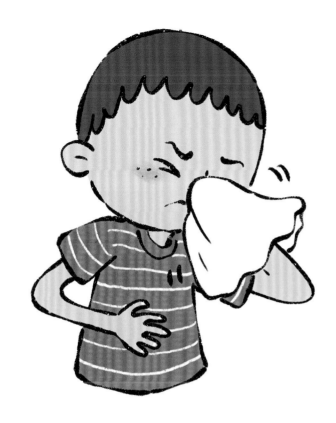

我们可以用纸
巾擦掉它们。

也可以在洗脸时
用力呼气，用水
轻轻洗掉它们。

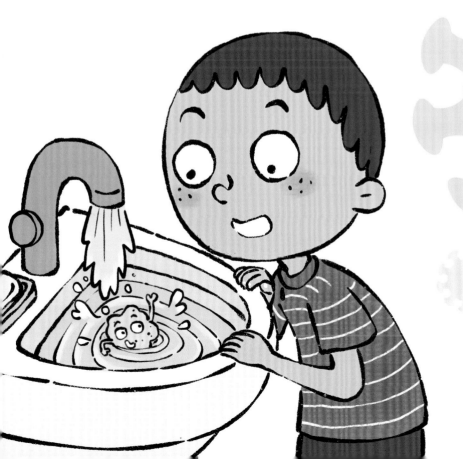

鼻屎既然是没有用的东西，把它们早点
挖出来不是更好？

不可以！

我又来了！

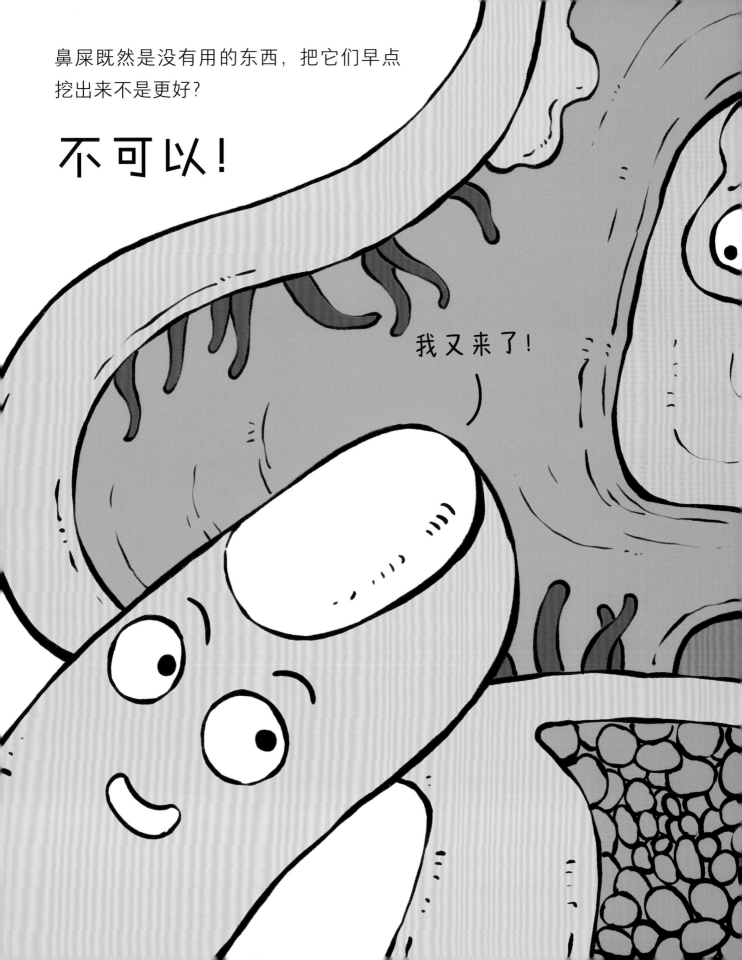

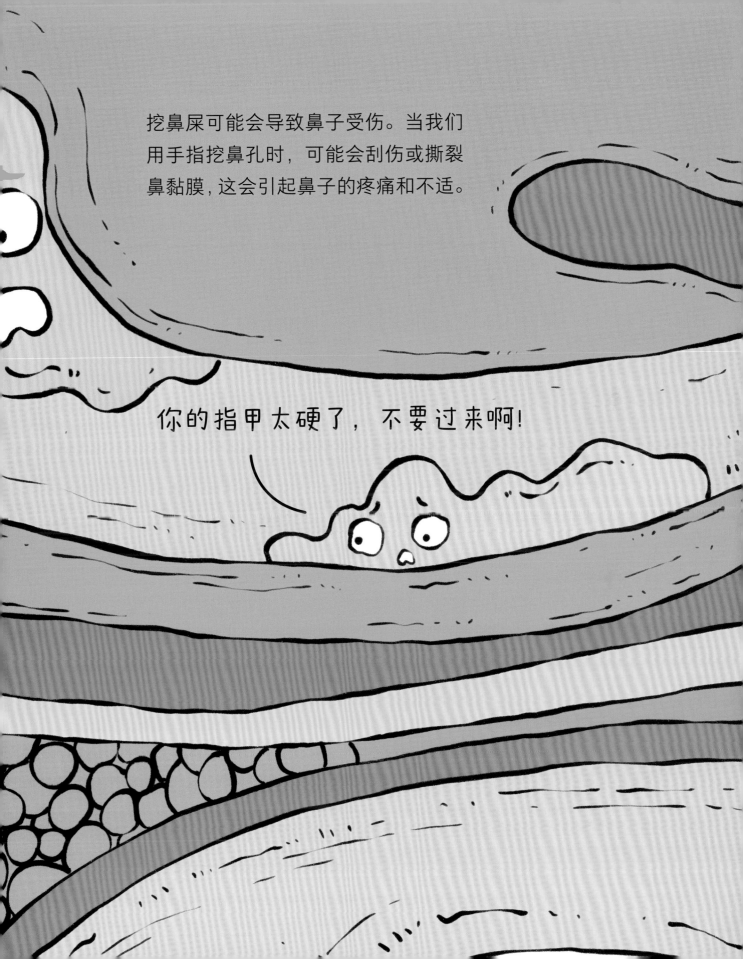

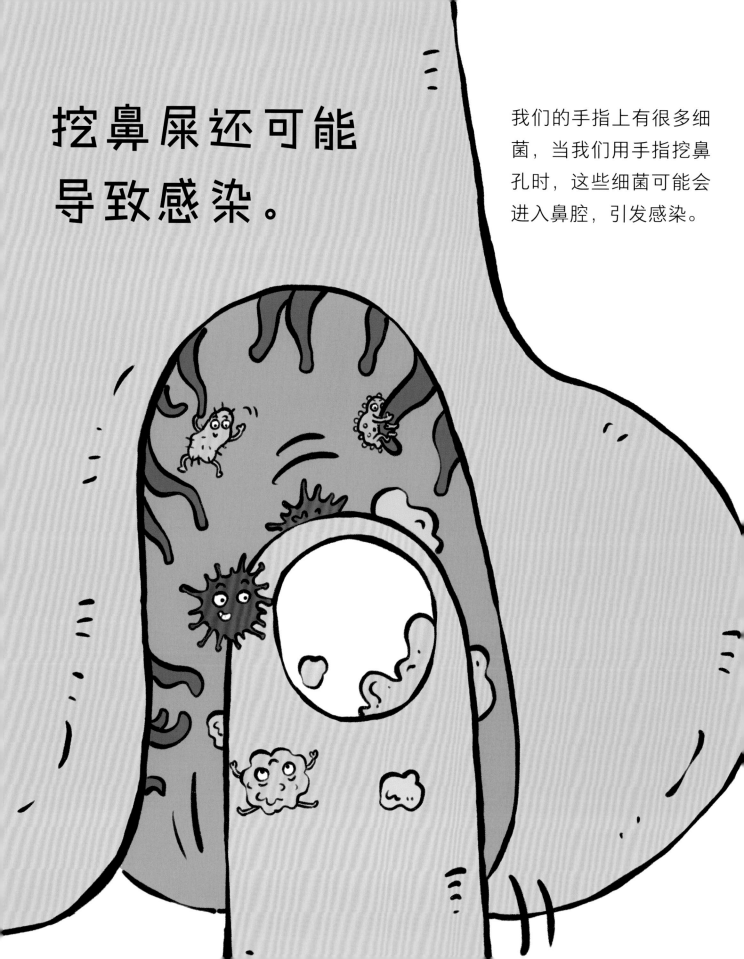

挖鼻屎还可能
导致感染。

我们的手指上有很多细菌，当我们用手指挖鼻孔时，这些细菌可能会进入鼻腔，引发感染。

鼻腔被感染了，你可能会
鼻塞、流鼻涕、打喷嚏。

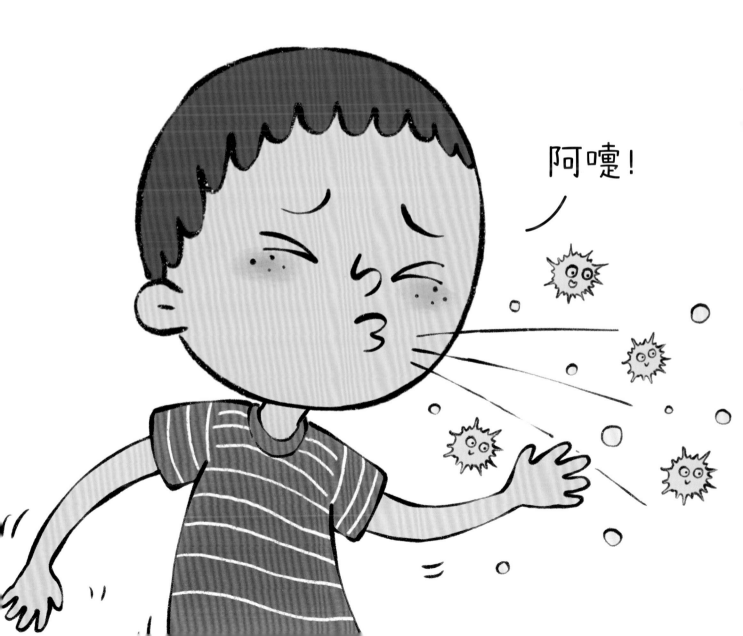

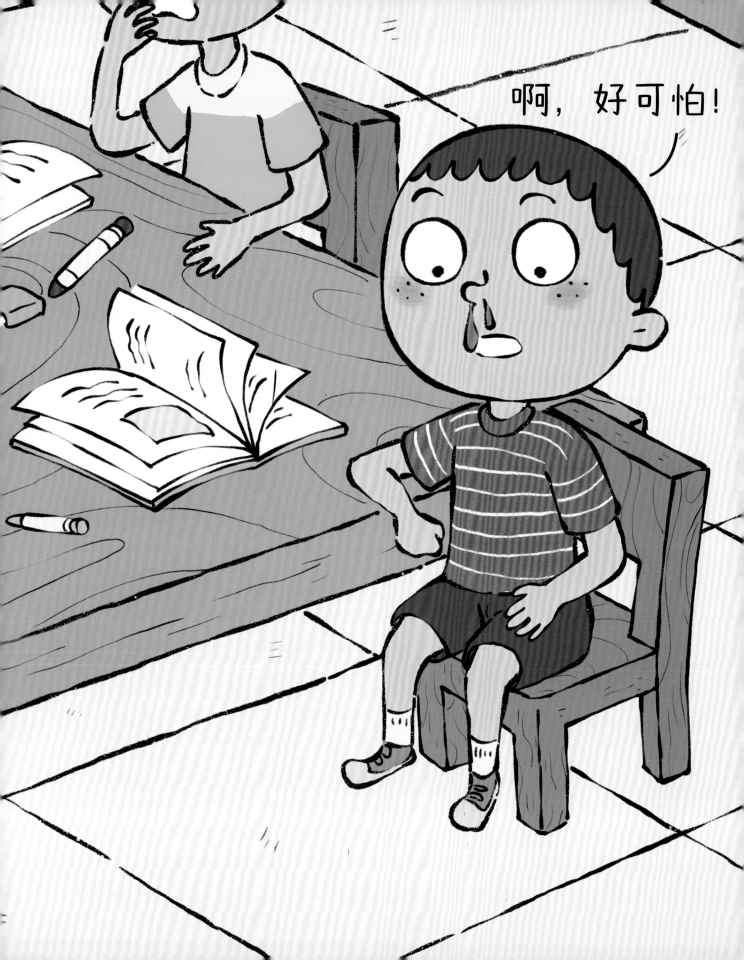

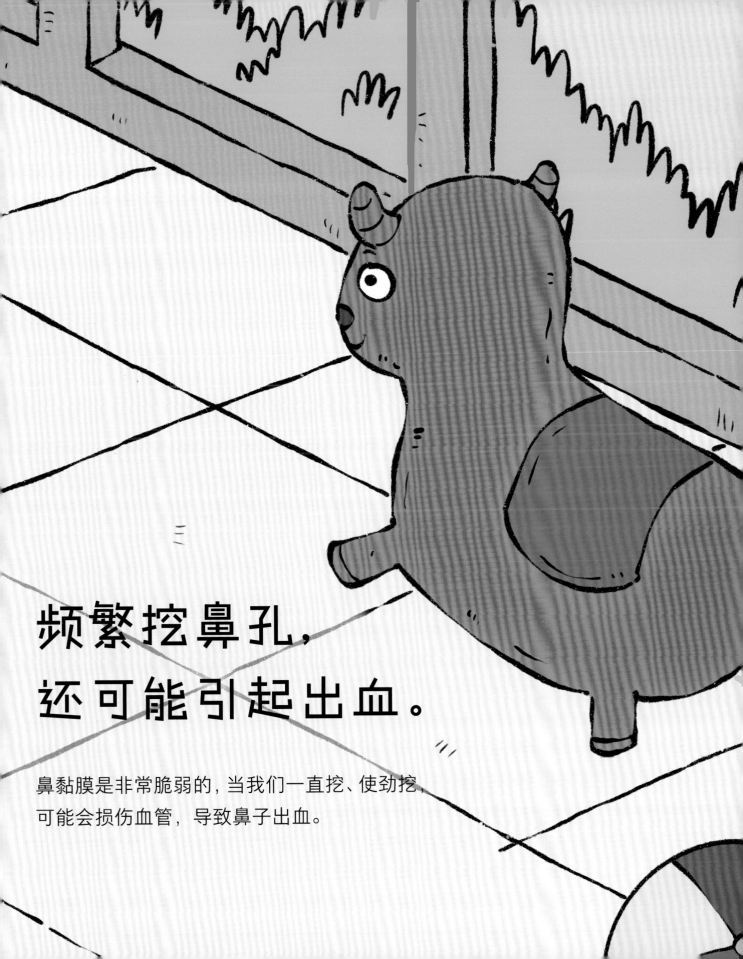

频繁挖鼻孔，
还可能引起出血。

鼻黏膜是非常脆弱的，当我们一直挖、使劲挖，
可能会损伤血管，导致鼻子出血。

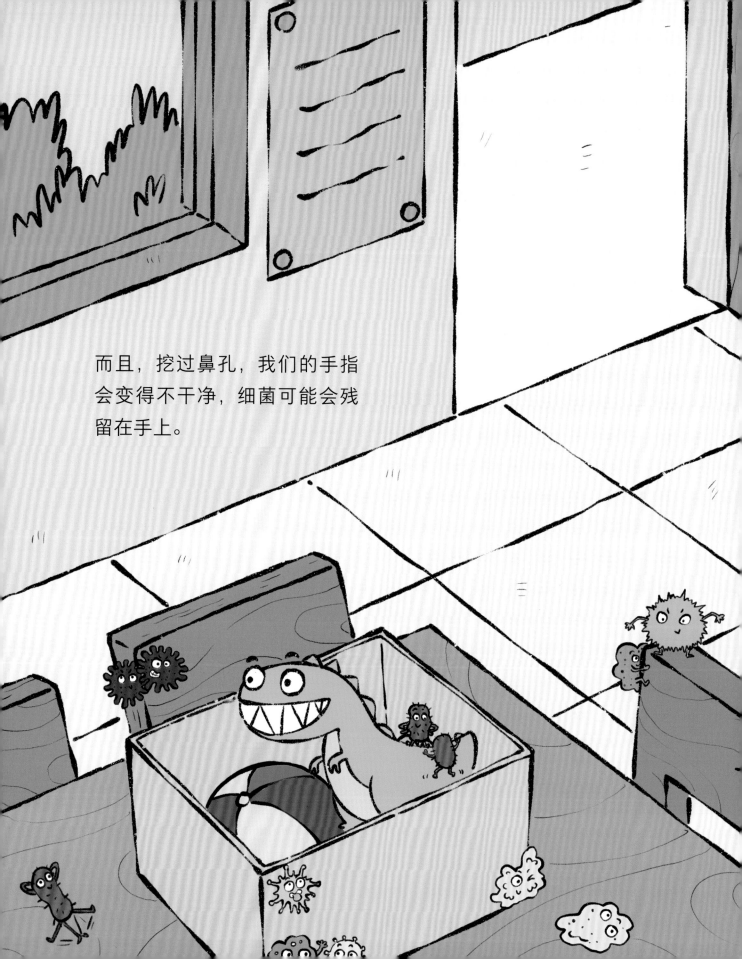

而且，挖过鼻孔，我们的手指会变得不干净，细菌可能会残留在手上。

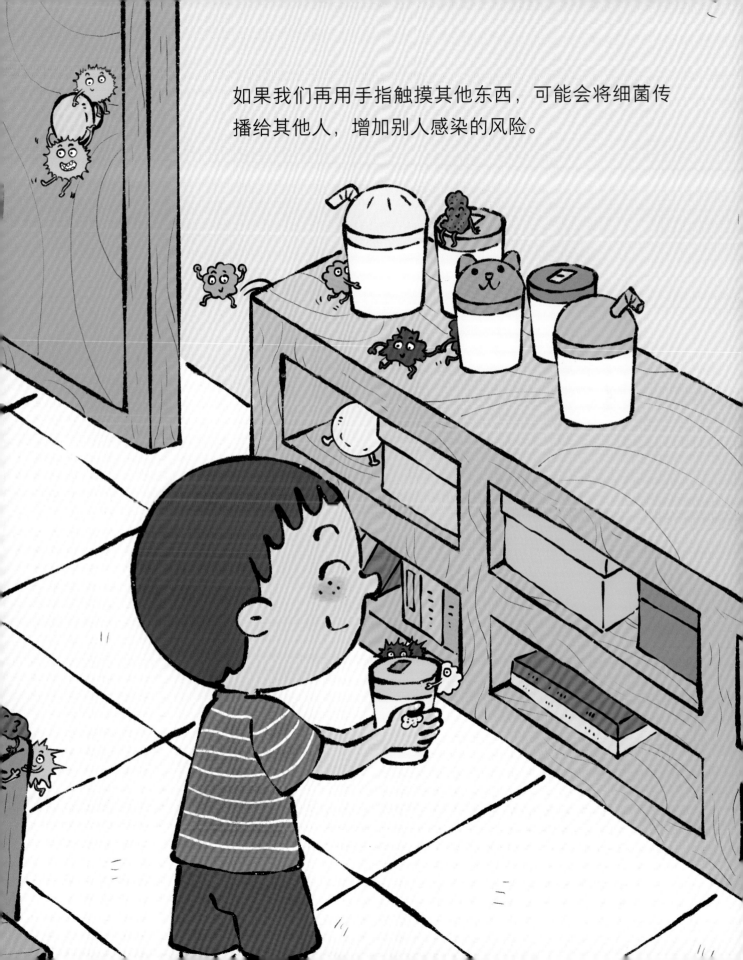

如果我们再用手指触摸其他东西，可能会将细菌传播给其他人，增加别人感染的风险。

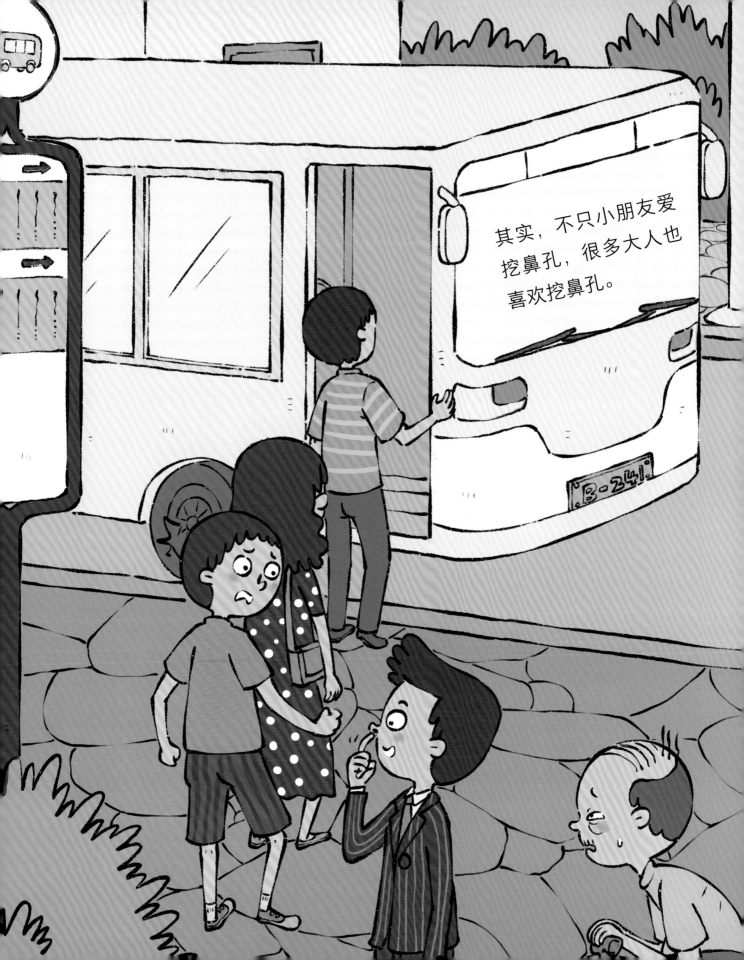

但你知道吗？当我们挖鼻孔时，
会让周围的人感到不舒服和尴尬。

在很多国家，挖鼻孔都被视为一种不雅和不得体的行为。它被认为
是不尊重、不关注他人感受的举动。

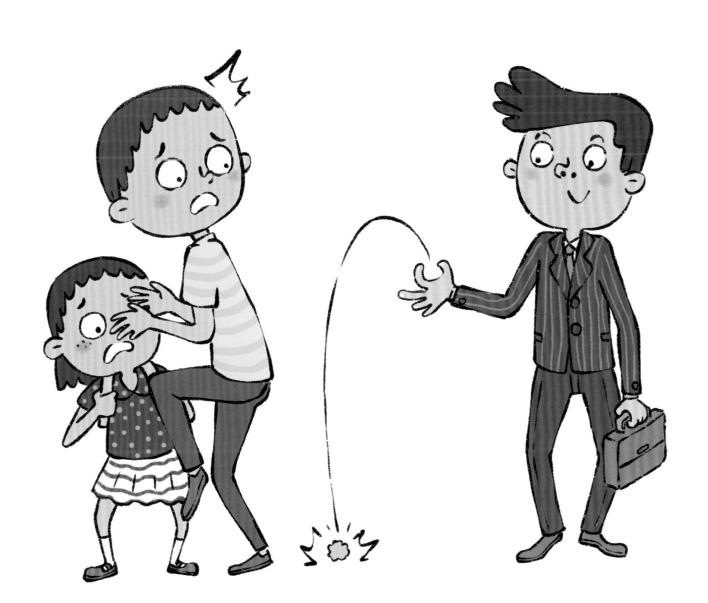

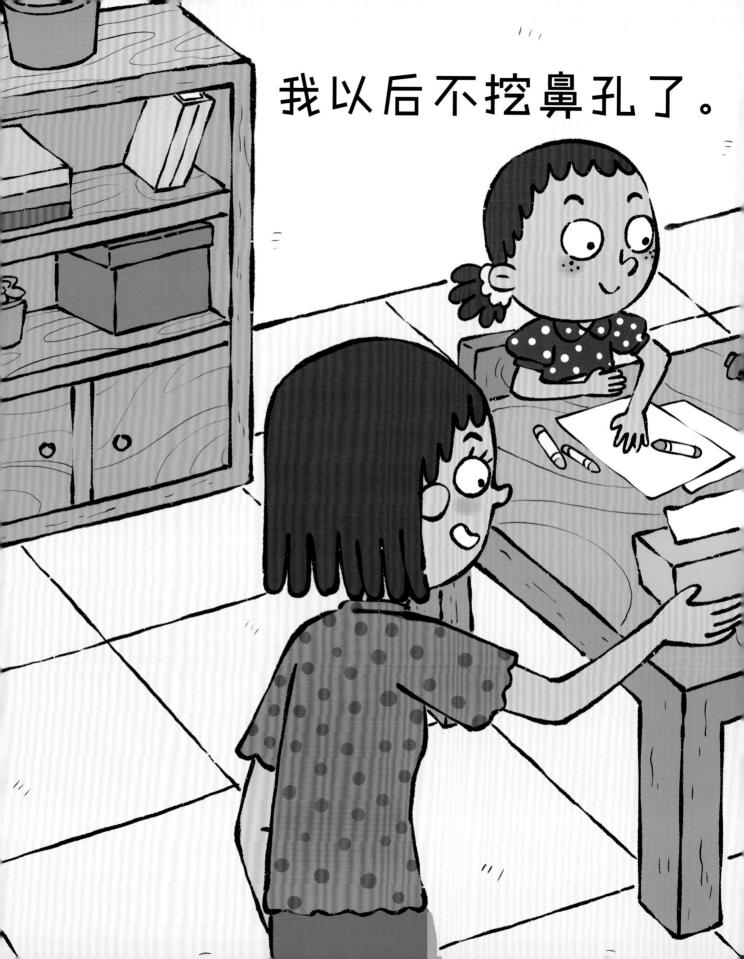

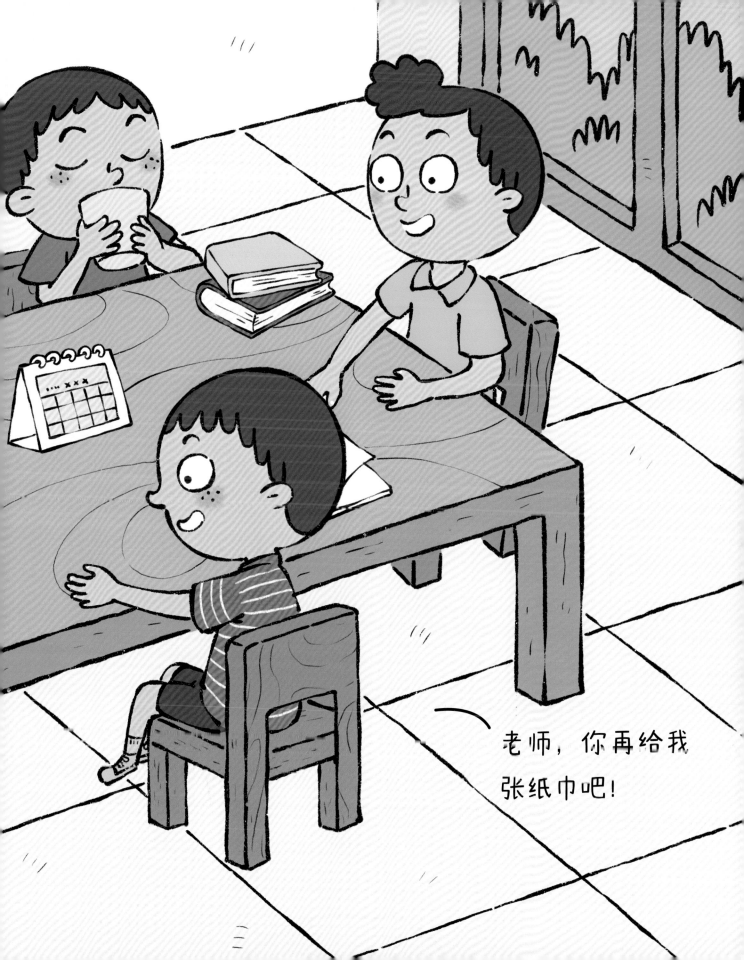

图书在版编目（CIP）数据

我的身体棒棒的．阿嚏！不要挖鼻孔 / 波点童趣著;九灵绘. — 北京：科学技术文献出版社，2023.12
ISBN 978-7-5235-0886-2

Ⅰ.①我… Ⅱ.①波… ②九… Ⅲ.①身体—儿童读物 Ⅳ.①R32-49

中国国家版本馆CIP数据核字(2023)第204695号

我的身体棒棒的．阿嚏！不要挖鼻孔

责任编辑：王黛君　宋嘉婧	特约编辑：叶　青　张　琳	产品经理：田　静
责任校对：张永霞	责任出版：张志平	

出　版　者　科学技术文献出版社
地　　　址　北京市复兴路15号　邮编　100038
编　务　部　（010）58882938，58882087（传真）
发　行　部　（010）58882868，58882870（传真）
邮　购　部　（010）58882873
销　售　部　（010）82069336
官方网址　www.stdp.com.cn
发　行　者　科学技术文献出版社发行　全国各地新华书店经销
印　刷　者　北京盛通印刷股份有限公司
版　　　次　2023年12月第1版　2023年12月第1次印刷
开　　　本　889×1194　1/16
字　　　数　10千
印　　　张　8.75
书　　　号　ISBN 978-7-5235-0886-2
定　　　价　108.00元（全5册）

我的身体棒棒的·

嗝儿，我打嗝了

波点童趣 著

九灵 绘

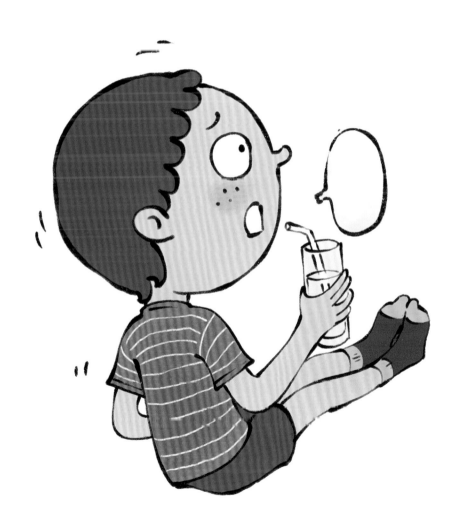

科学技术文献出版社
SCIENTIFIC AND TECHNICAL DOCUMENTATION PRESS
·北京·

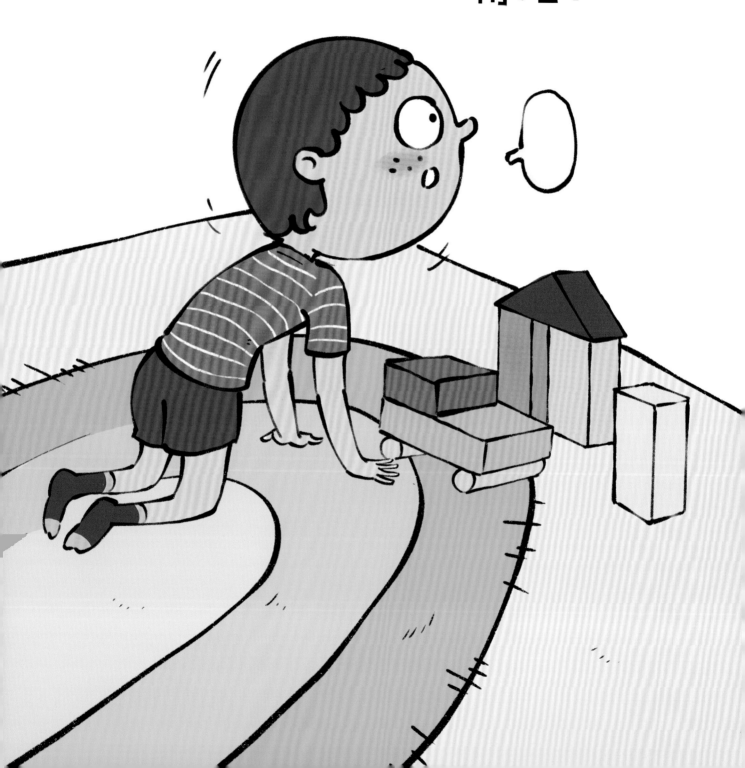

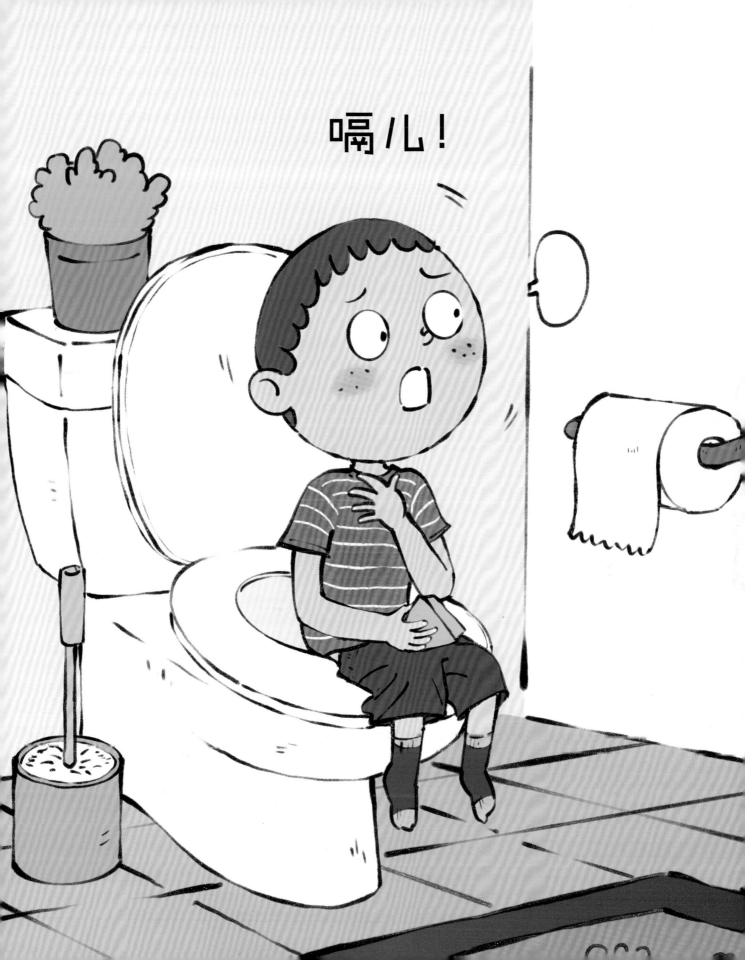

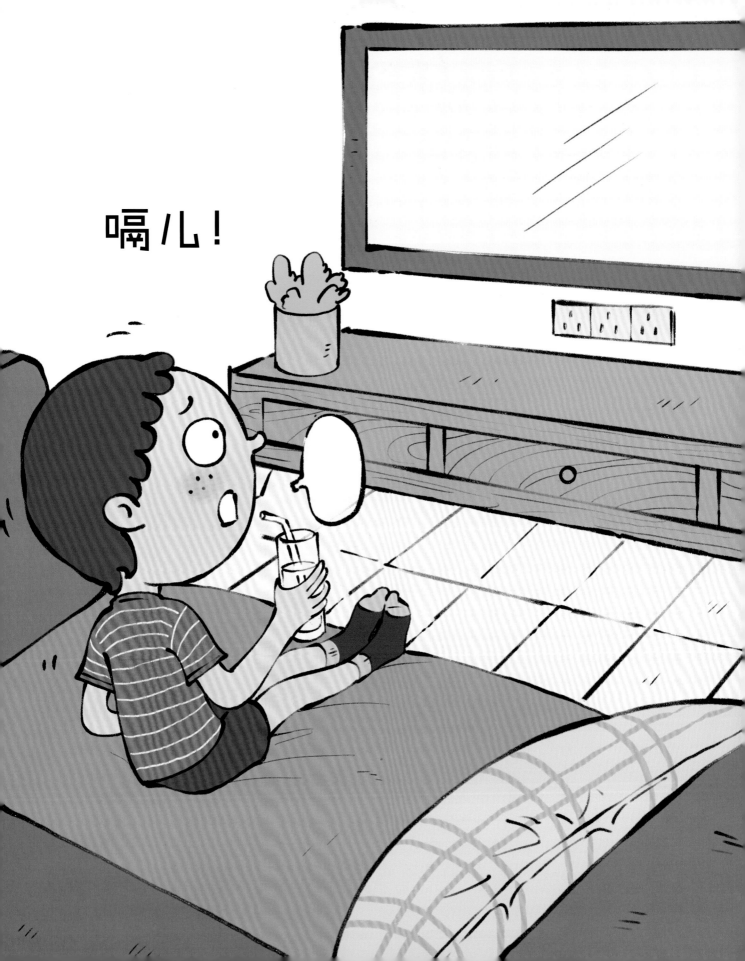

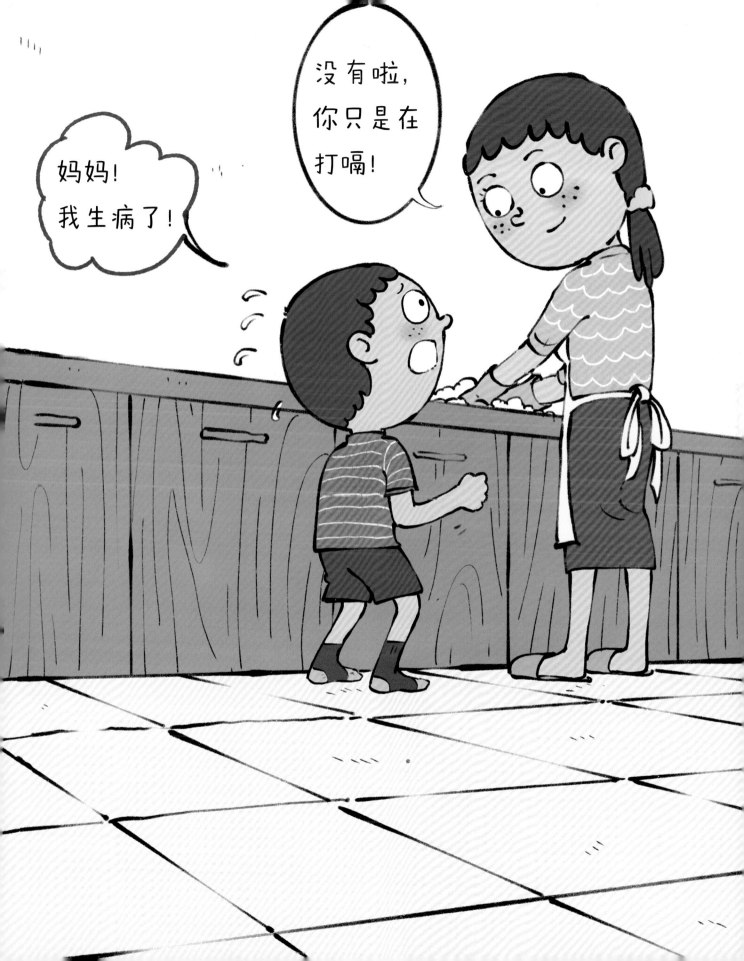

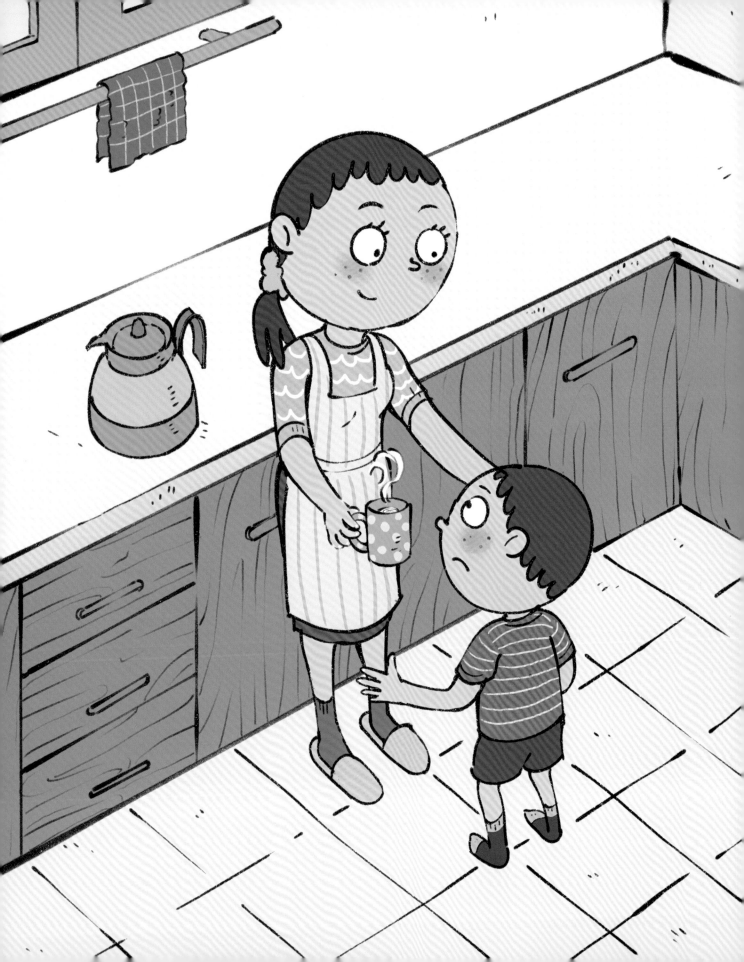

嗝儿！嗝儿！怎么办呢？

来喝一杯热水试试！

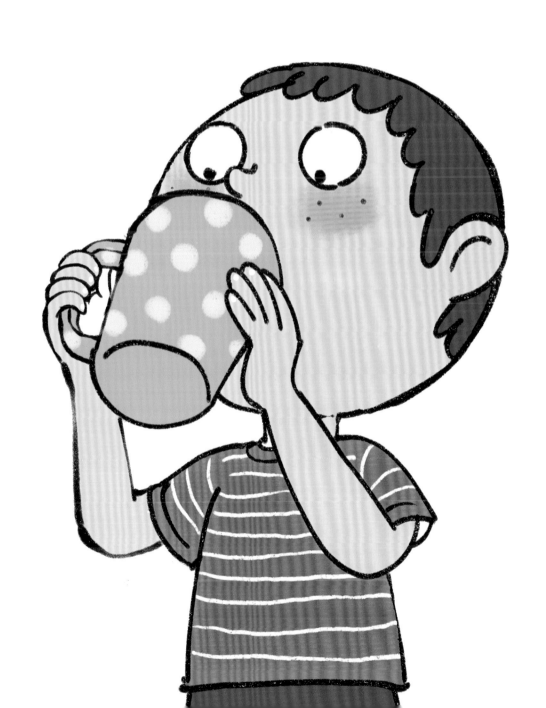

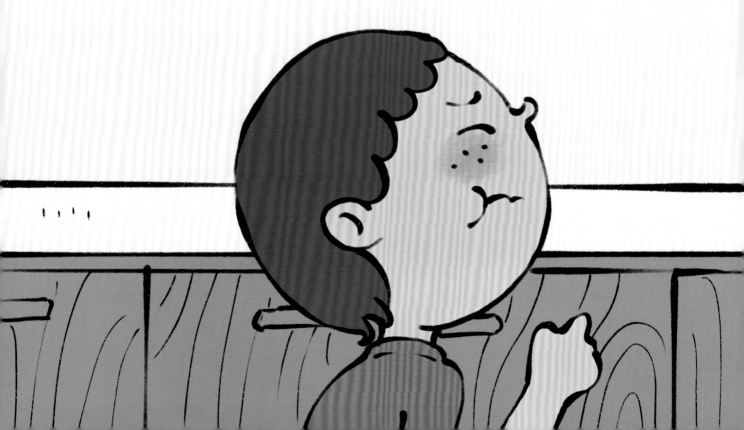

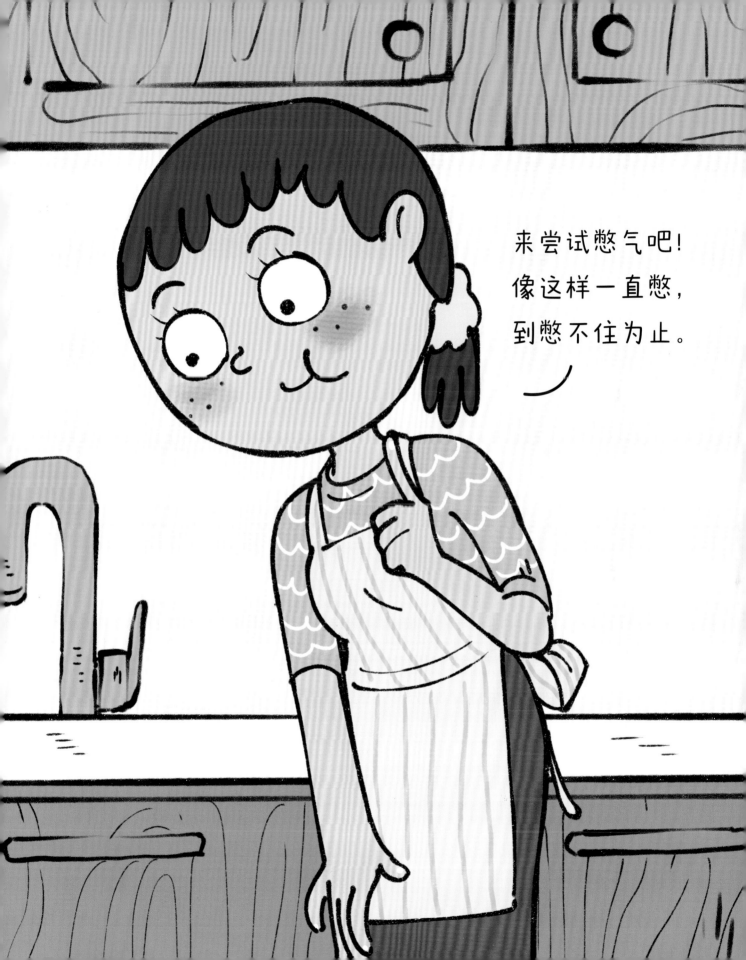

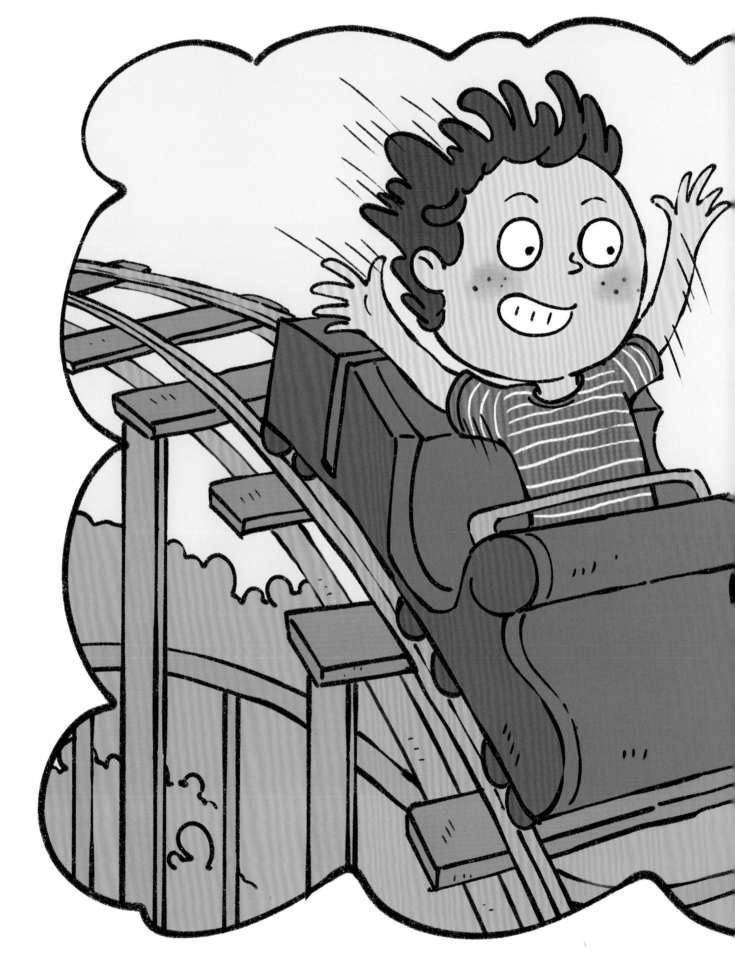

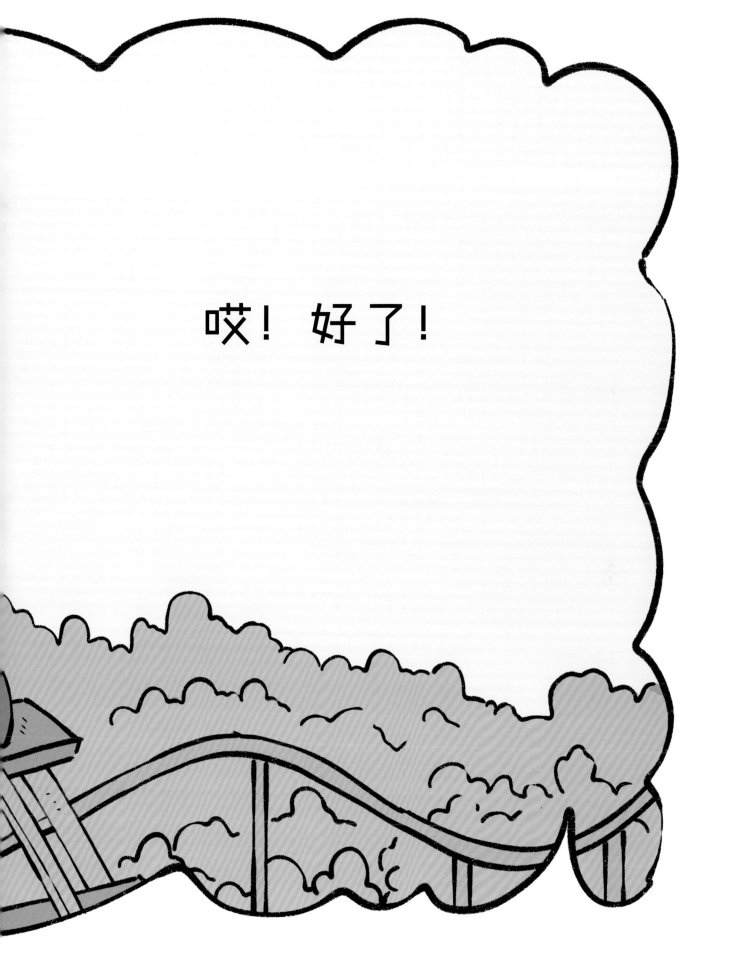

人为什么会打嗝呢？

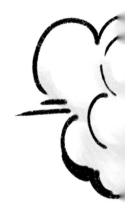

当你吃东西的时候，消化系统会帮助你把食物消化掉。在消化的过程中，会有一些气体产生。这些气体会聚积在你的肚子里，越来越多，慢慢上升，你就打嗝了！

打嗝就是身体在帮助你释放这些气体。

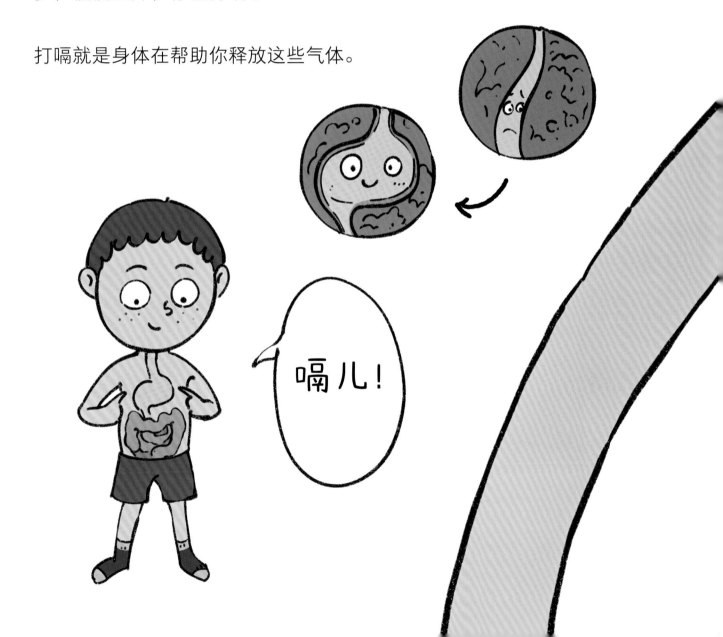

嗝儿！

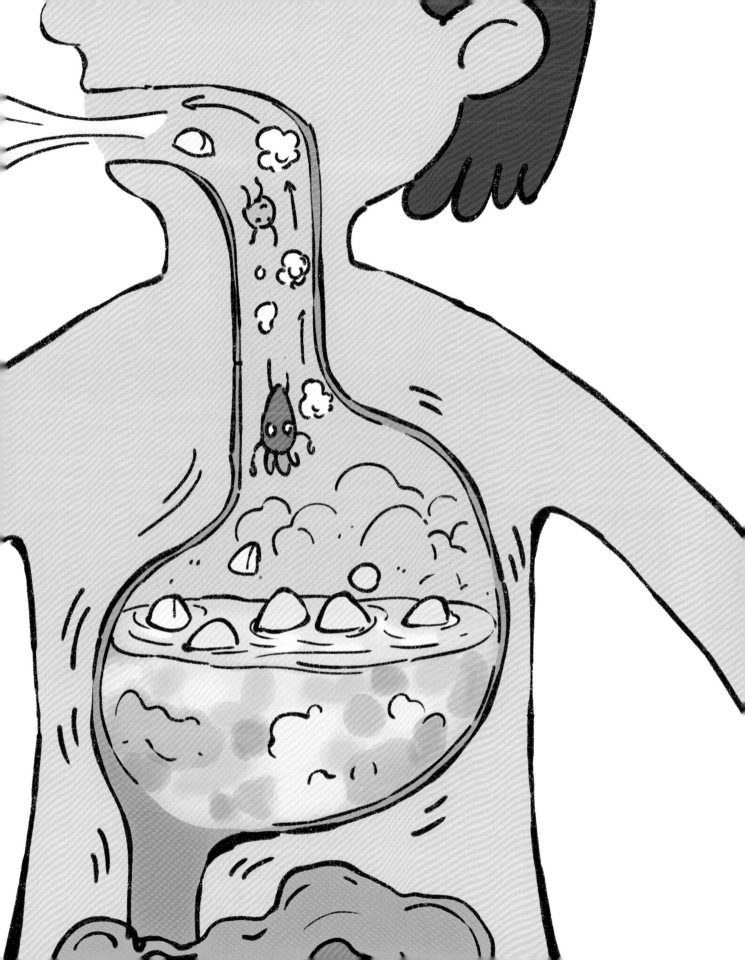

人可以想打嗝的时候就打嗝吗？
——不能哦。
人可以想不打嗝的时候就不打嗝吗？
——也不能哦。

为什么呢？

因为打嗝是一种自发的生理反应，
由我们的自主神经系统控制，而这
部分神经系统的工作是自动进行的，
我们无法完全控制它。

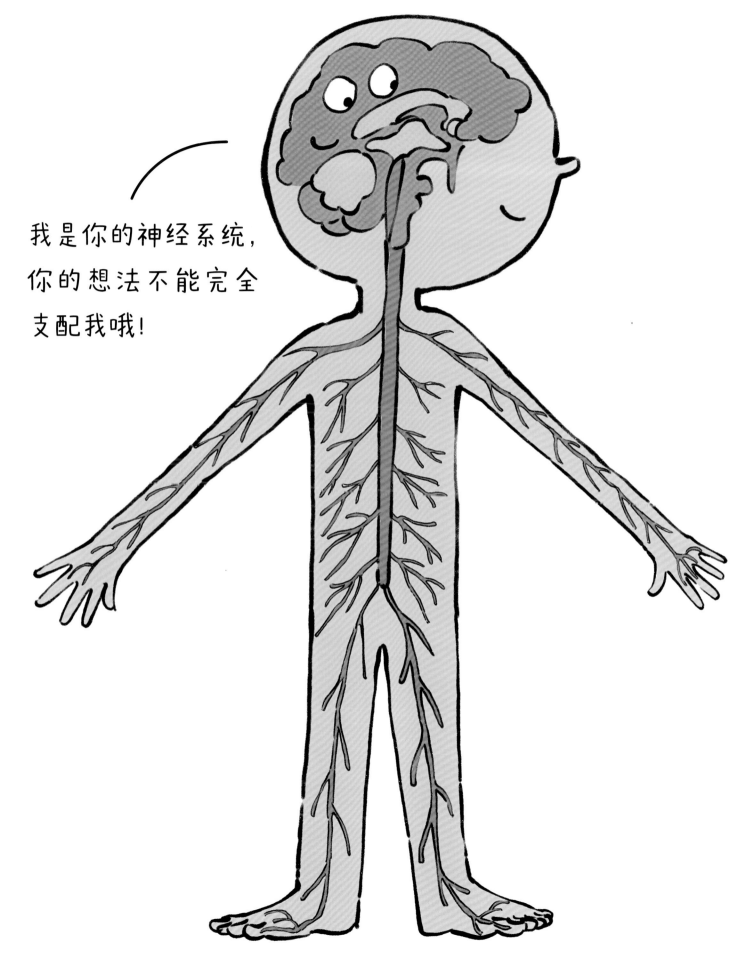

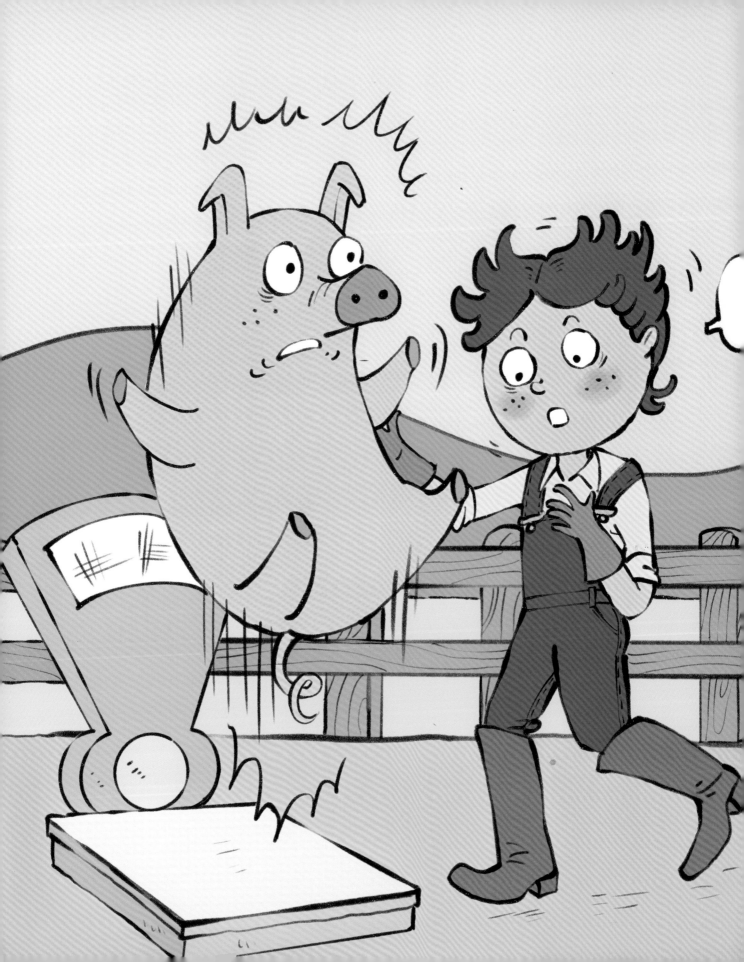

有人会一直打嗝吗？
有的。

一百多年前，有个叫查尔斯·奥斯本的美国人，他在给一头猪称体重时，不小心摔倒了，之后就开始打嗝。

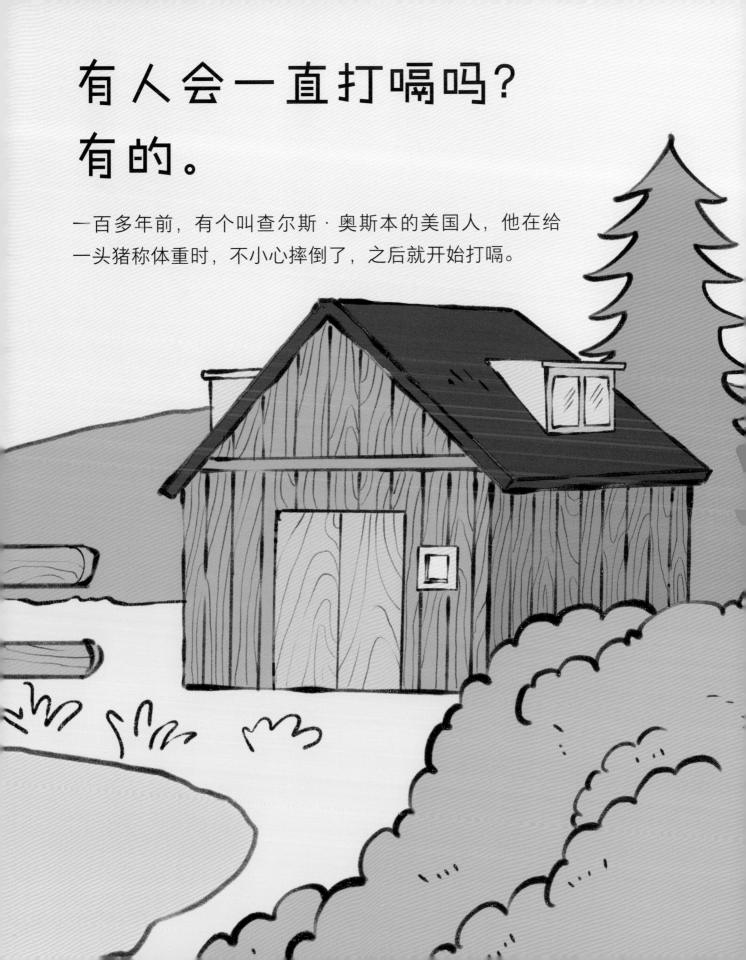

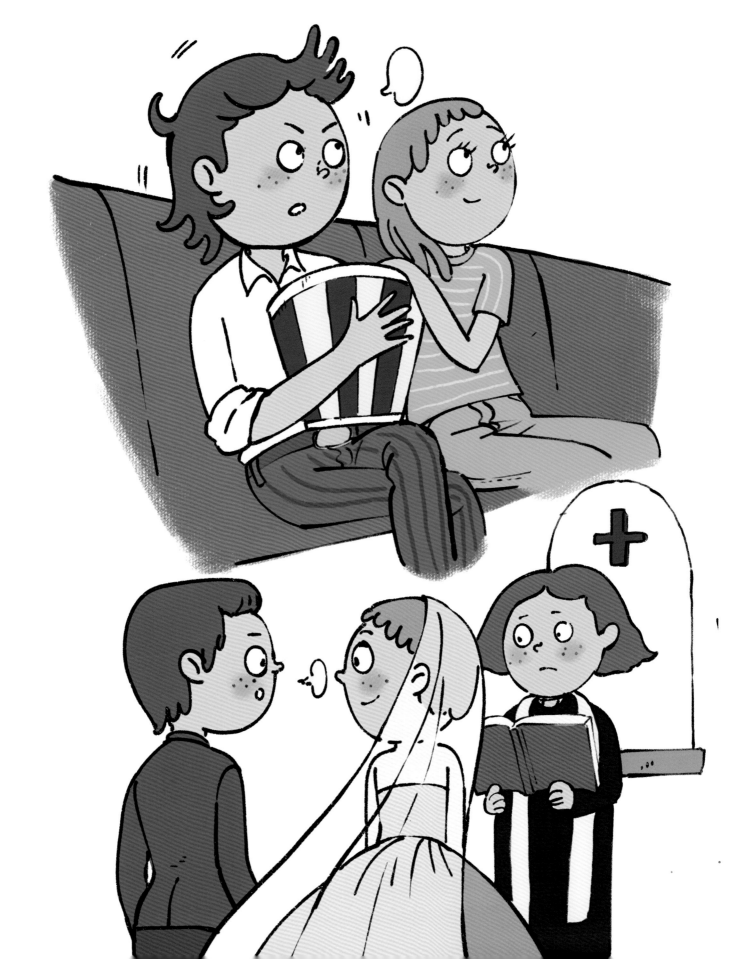

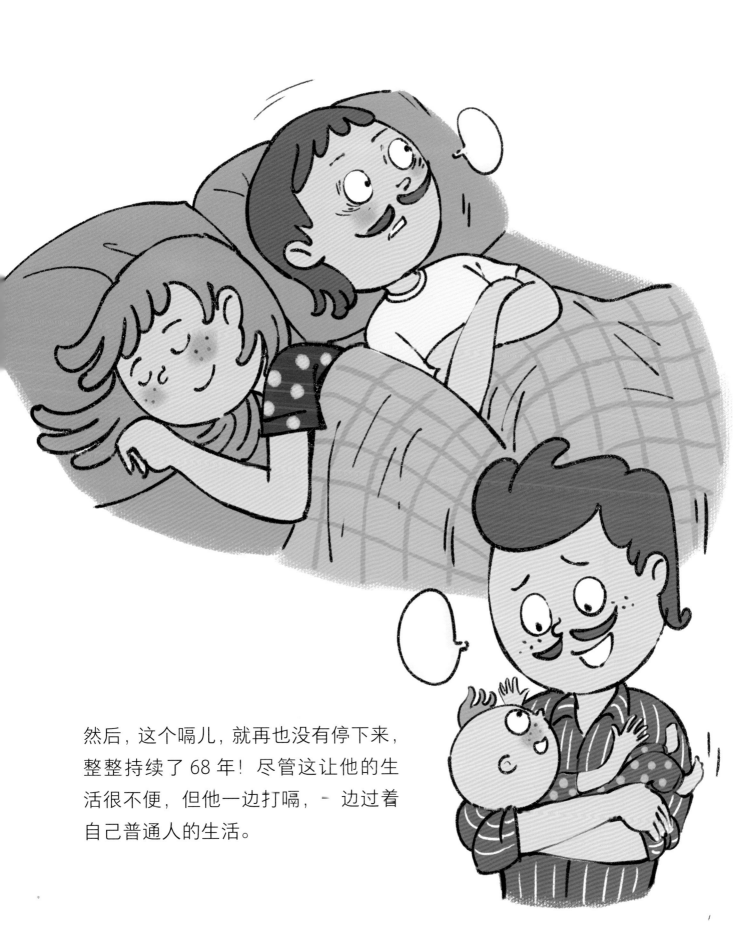

然后，这个嗝儿，就再也没有停下来，整整持续了 68 年！尽管这让他的生活很不便，但他一边打嗝，一边过着自己普通人的生活。

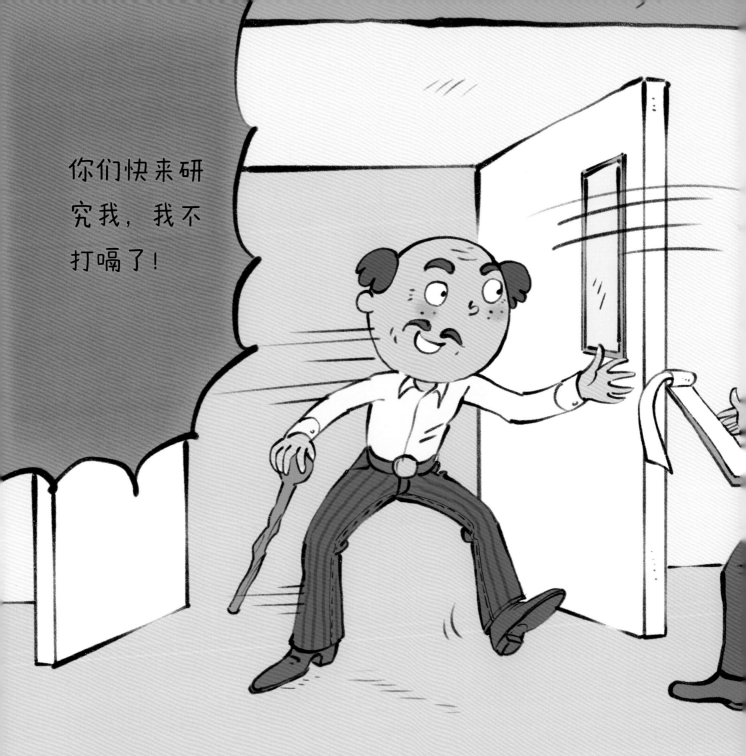

1990 年，他的打嗝奇迹般地停止了。
他的打嗝事迹成了医学界的研究案例。

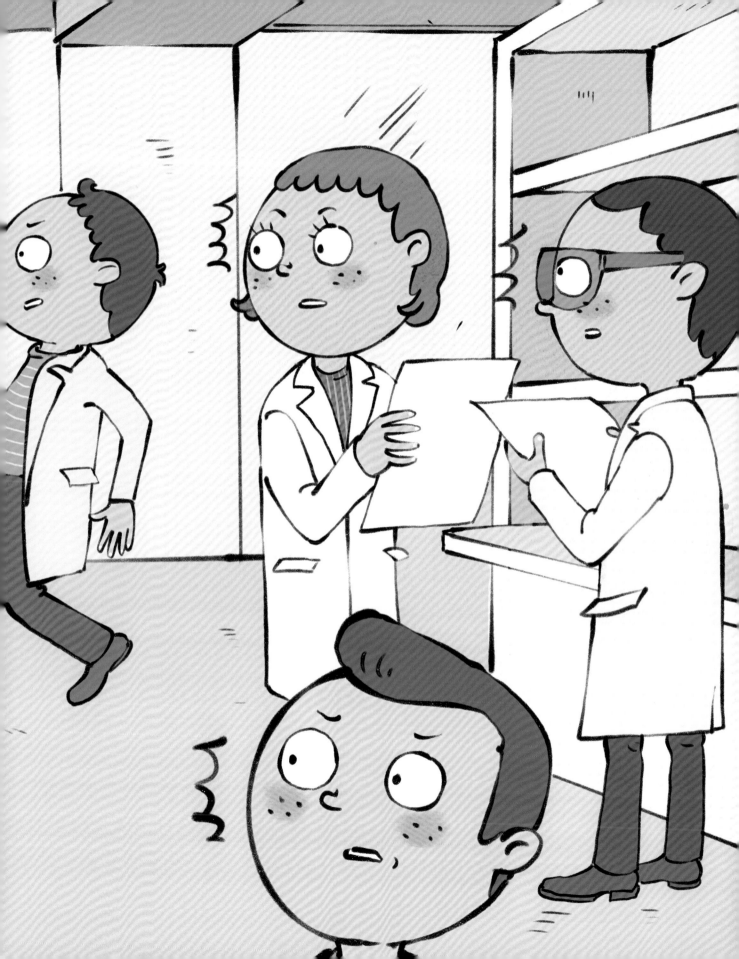

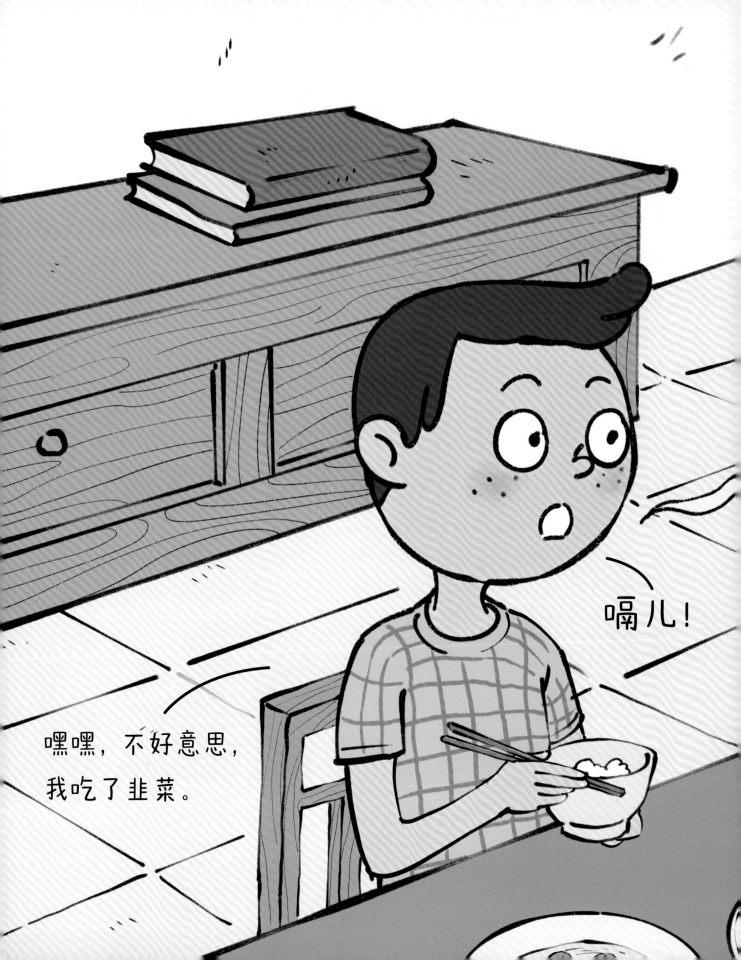

爸爸也开始打嗝了，他打了一个又长又大的嗝儿。哇！好臭！

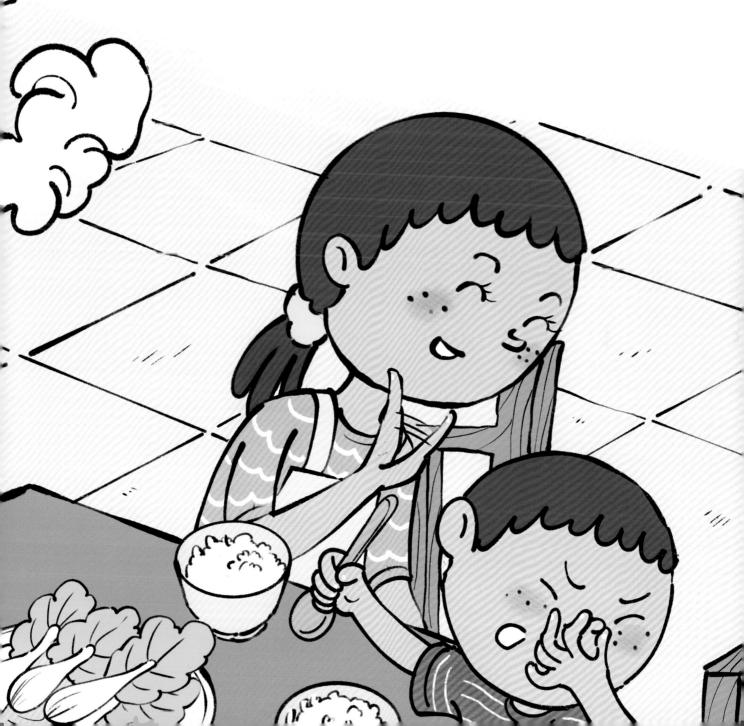

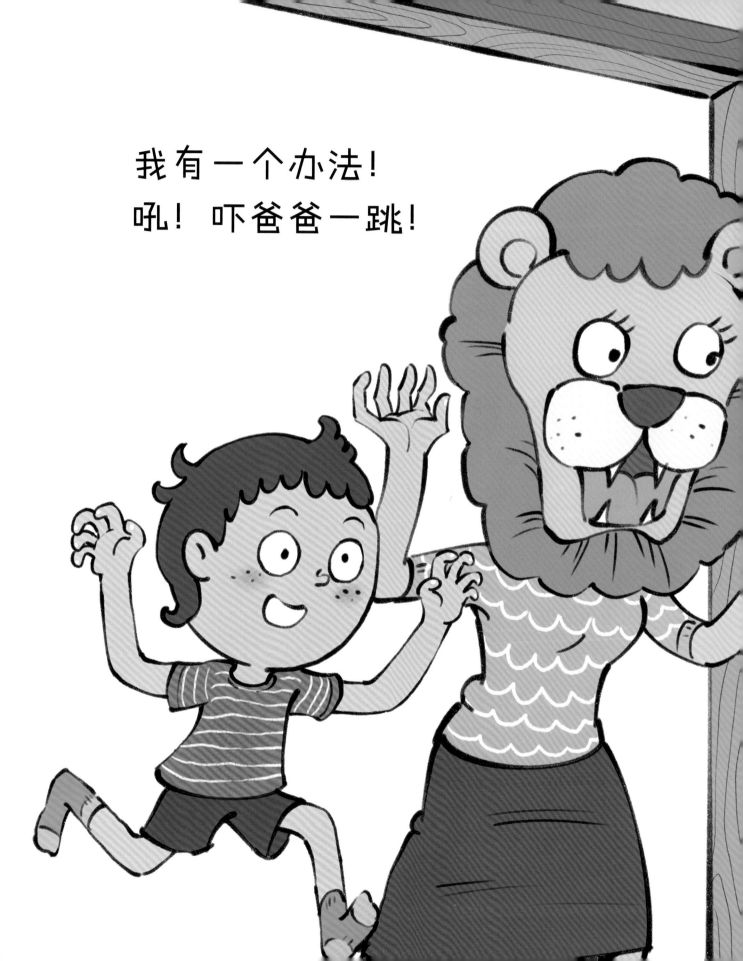

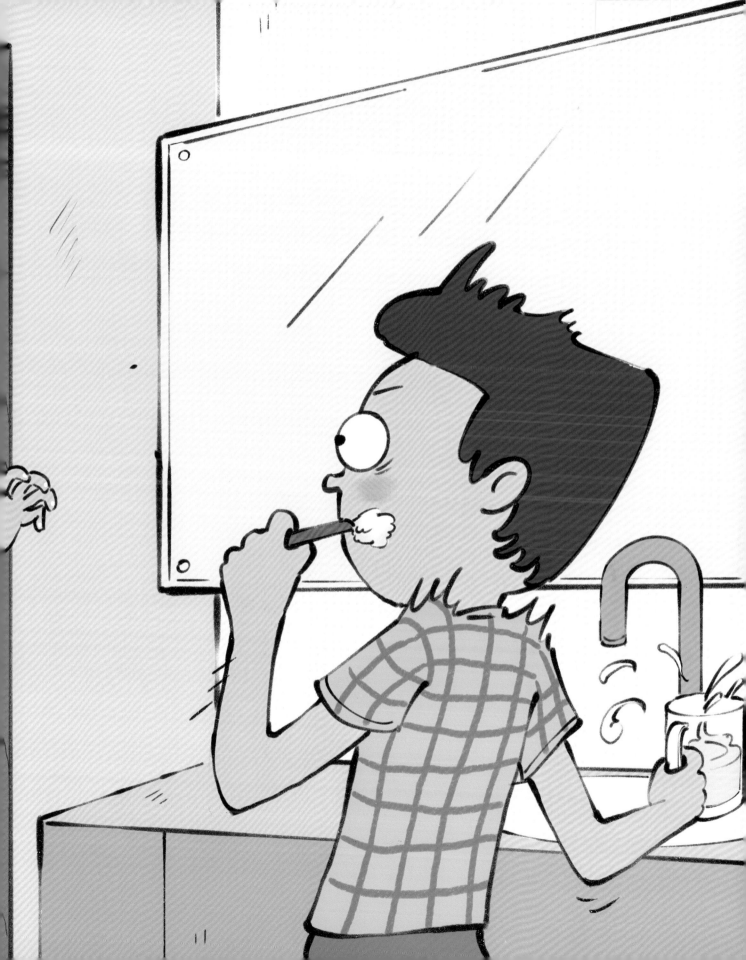

爸爸受到惊吓时，呼吸和身体发生应激反应，暂时中断了打嗝。

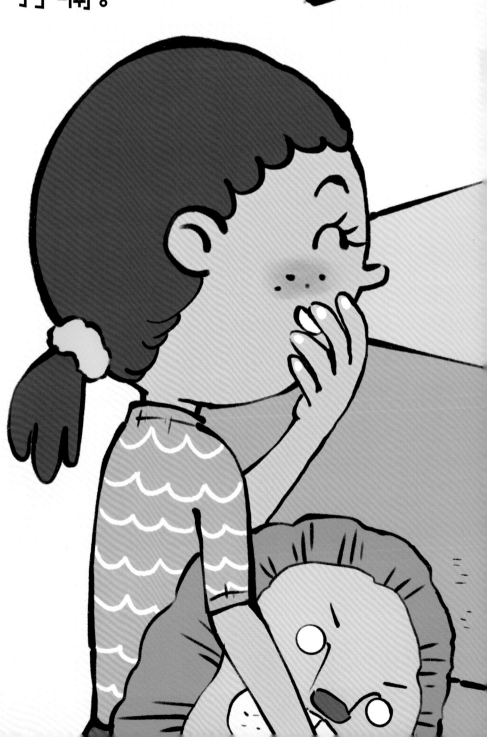

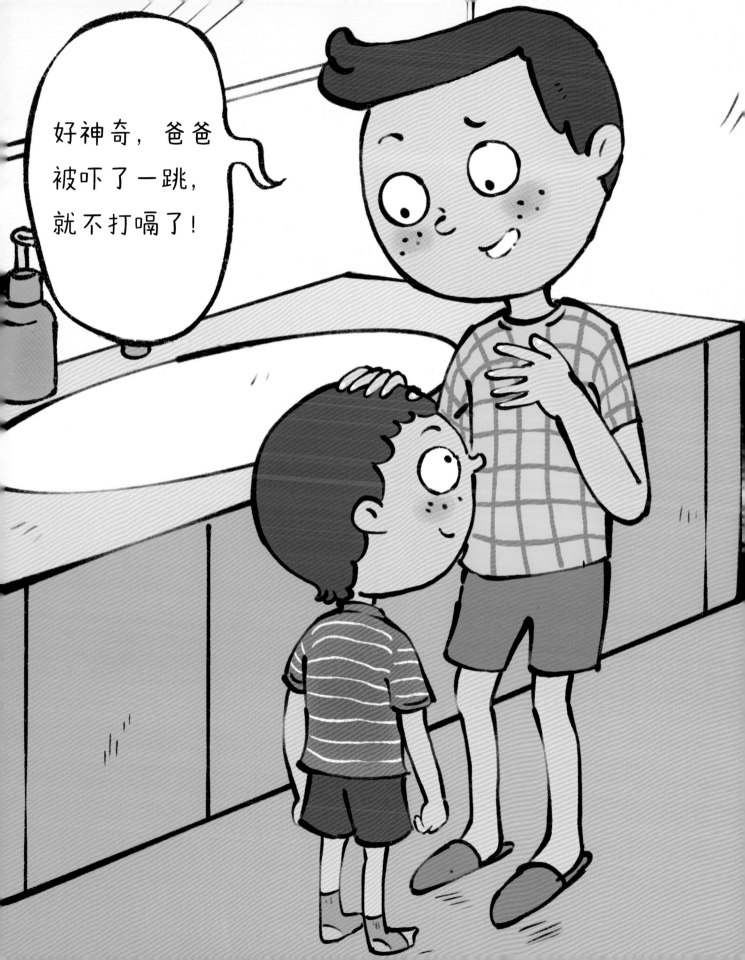

图书在版编目（CIP）数据

我的身体棒棒的. 嗝儿，我打嗝了 / 波点童趣著;九灵绘. — 北京：科学技术文献出版社，2023.12
ISBN 978-7-5235-0886-2

Ⅰ. ①我… Ⅱ. ①波… ②九… Ⅲ. ①身体—儿童读物 Ⅳ. ①R32-49

中国国家版本馆CIP数据核字(2023)第204694号

我的身体棒棒的. 嗝儿，我打嗝了

责任编辑：王黛君　宋嘉婧　　　　　特约编辑：叶　青　张　琳　　　　　产品经理：田　静
责任校对：张永霞　　　　　　　　　责任出版：张志平

出　版　者　科学技术文献出版社
地　　　址　北京市复兴路15号　邮编　100038
编　务　部　（010）58882938，58882087（传真）
发　行　部　（010）58882868，58882870（传真）
邮　购　部　（010）58882873
销　售　部　（010）82069336
官方网址　www.stdp.com.cn
发　行　者　科学技术文献出版社发行　全国各地新华书店经销
印　刷　者　北京盛通印刷股份有限公司
版　　　次　2023年12月第1版　2023年12月第1次印刷
开　　　本　889×1194　1/16
字　　　数　10千
印　　　张　8.75
书　　　号　ISBN 978-7-5235-0886-2
定　　　价　108.00元（全5册）

我的身体棒棒的③

呼噜呼噜，打呼噜

波点童趣 著

九灵 绘

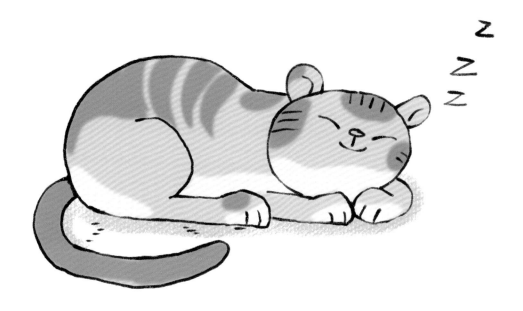

科学技术文献出版社
SCIENTIFIC AND TECHNICAL DOCUMENTATION PRESS
·北京·

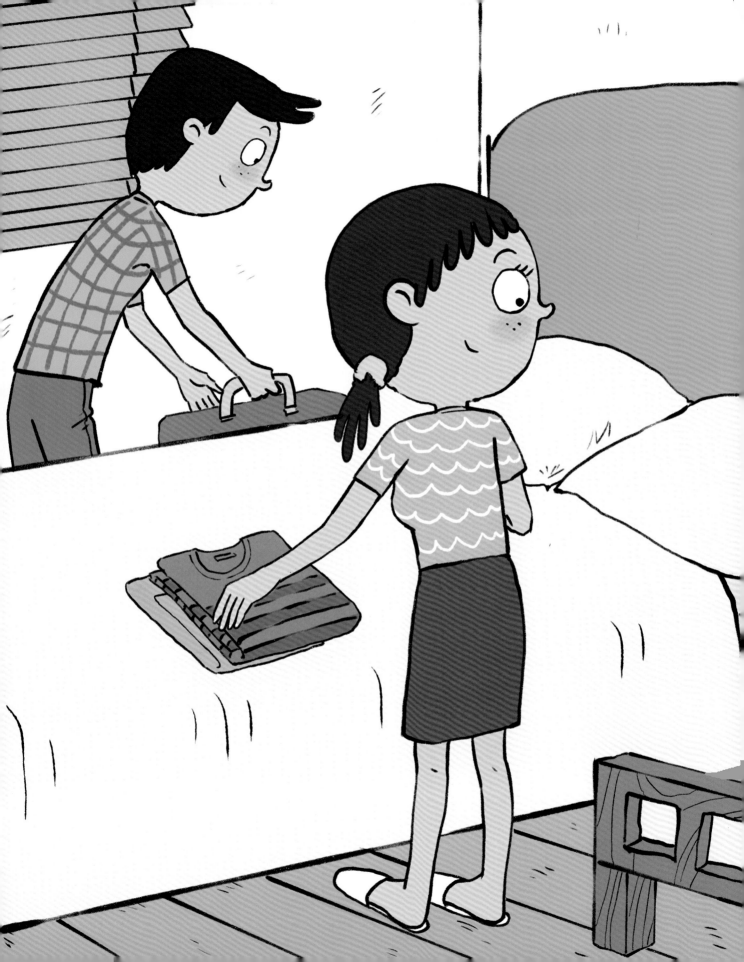

哇！我的小床真舒服！

小泽和爸爸妈妈去旅行了，他好喜欢这个酒店的房间。

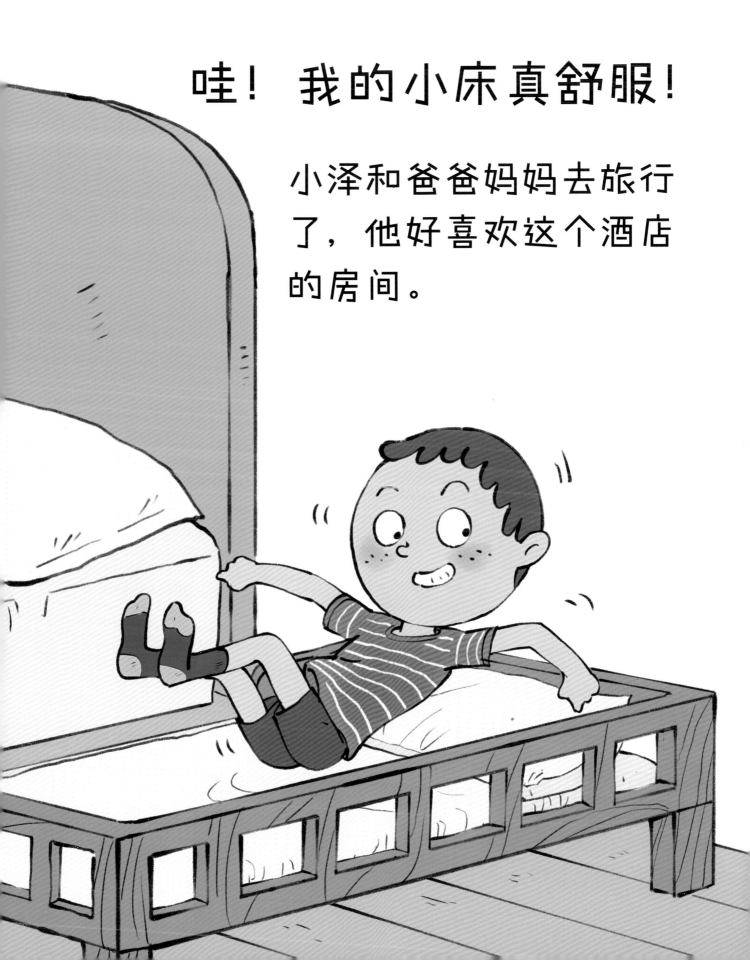

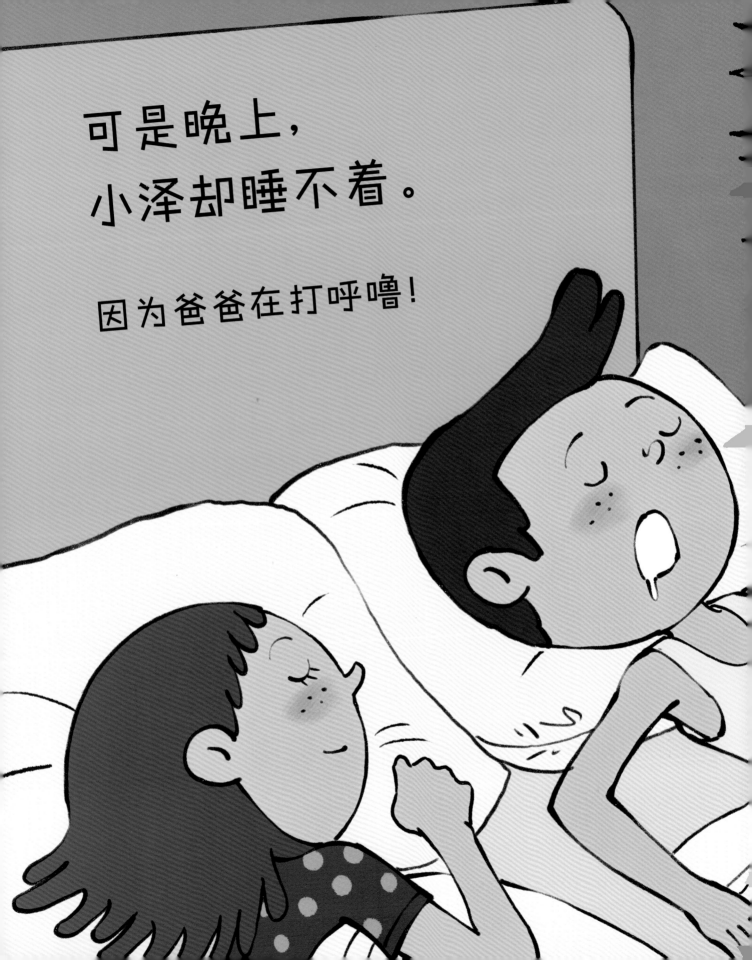

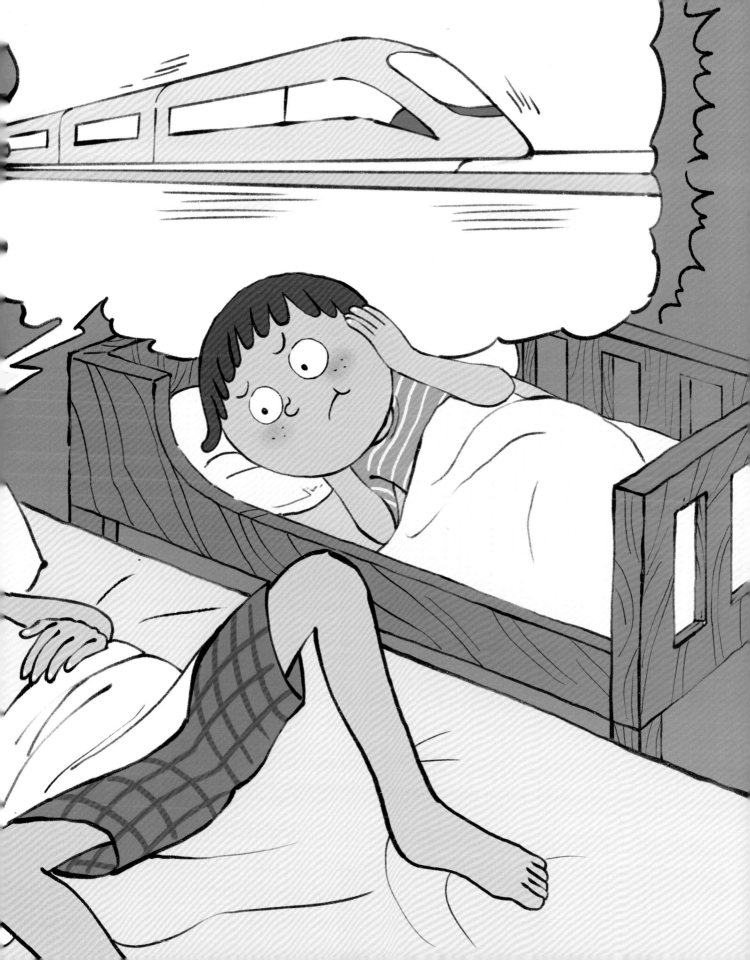

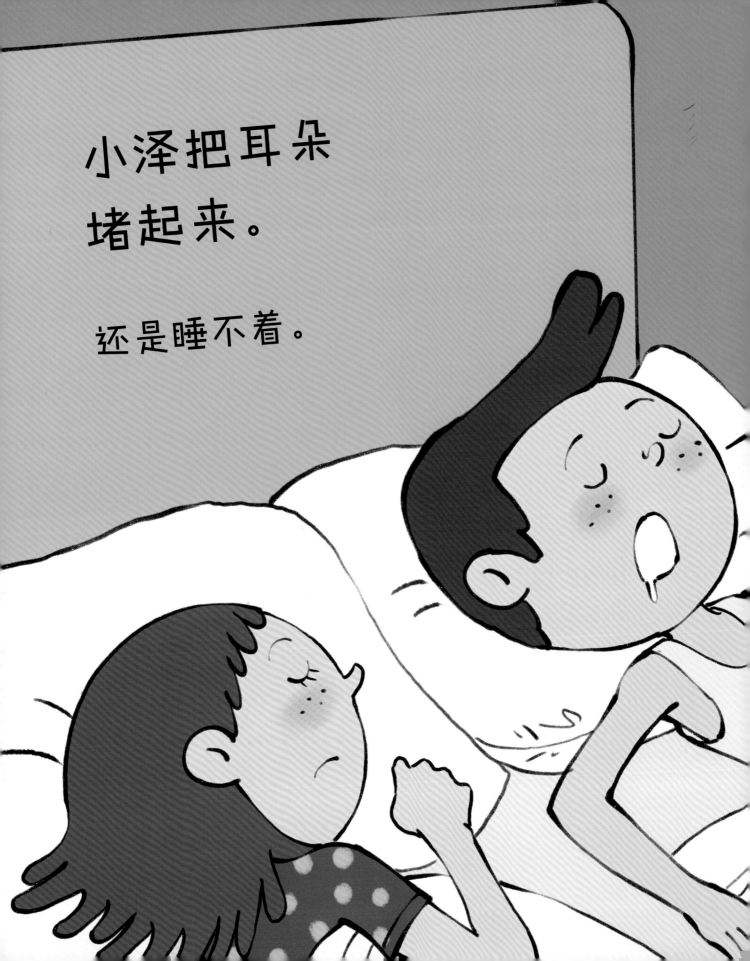

小泽把耳朵
堵起来。

还是睡不着。

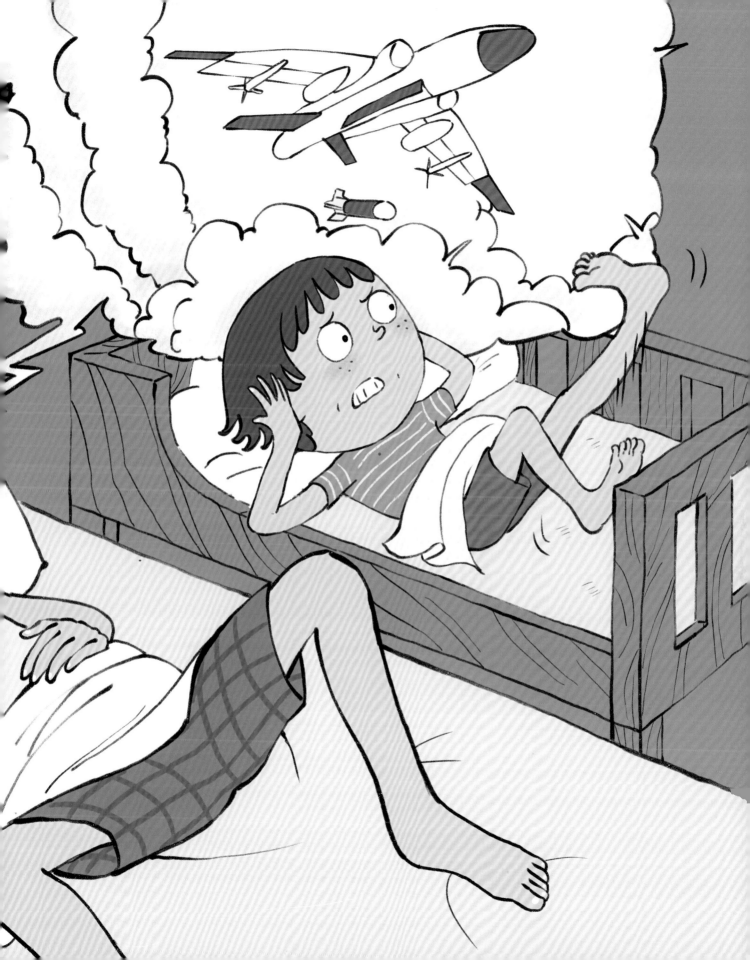

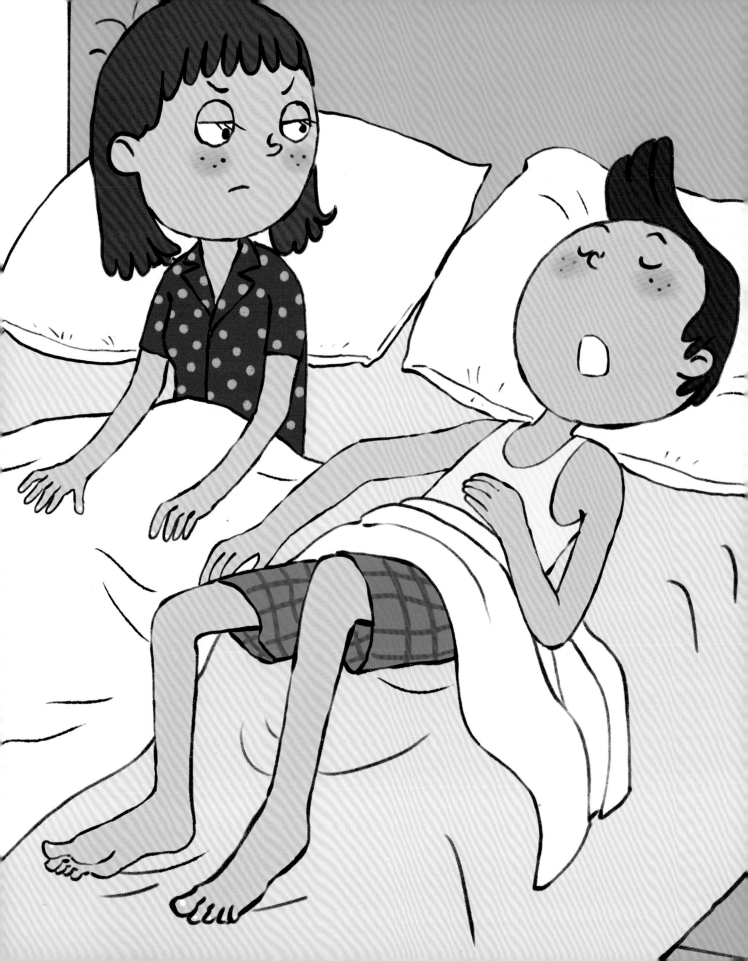

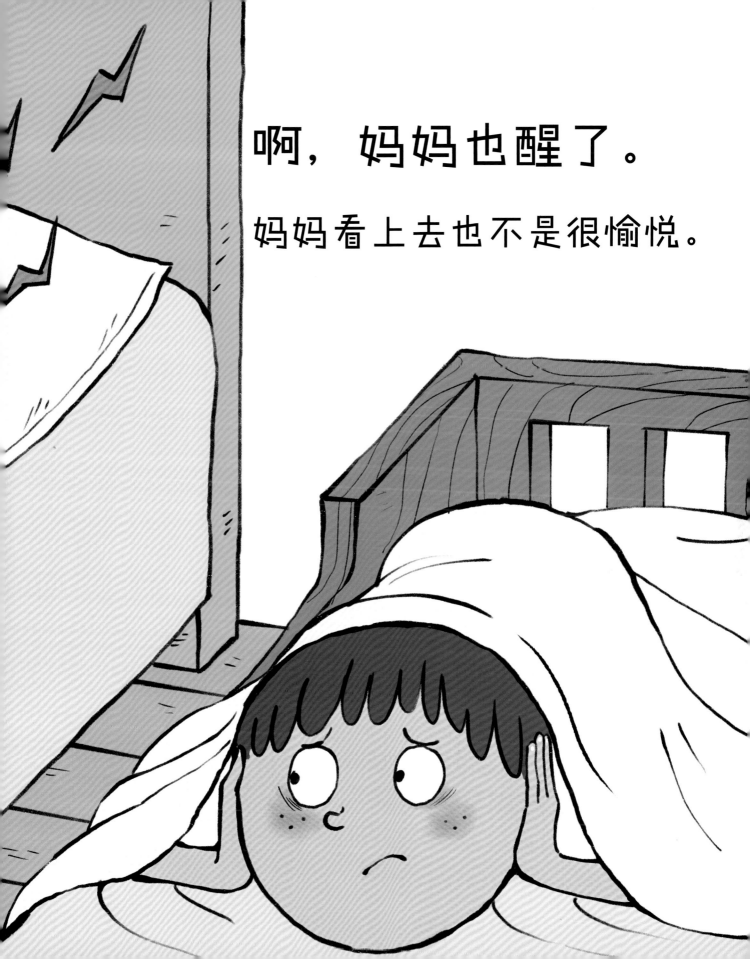

戳戳戳，推推推。
妈妈看起来很有经验。

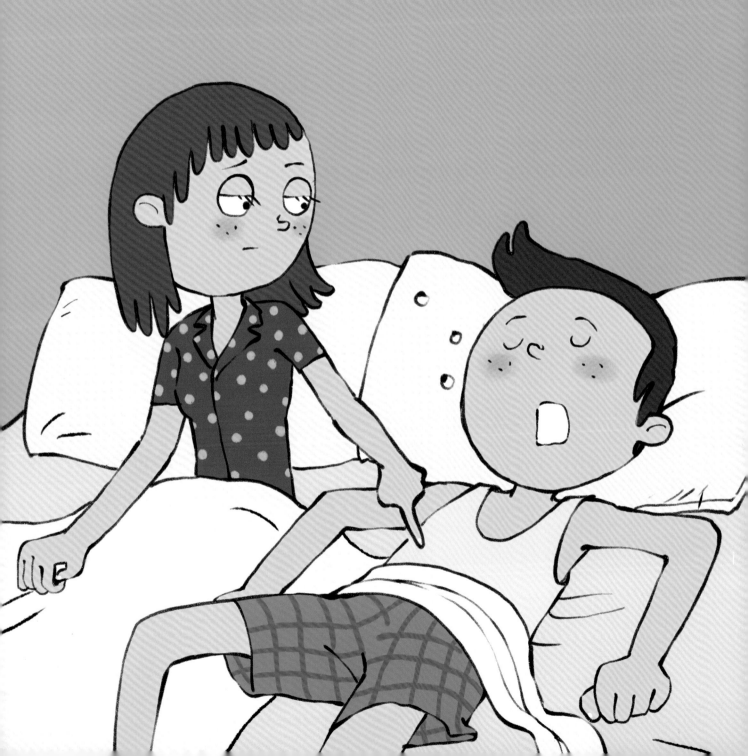

爸爸翻了个身。
奏效！没有呼噜了！

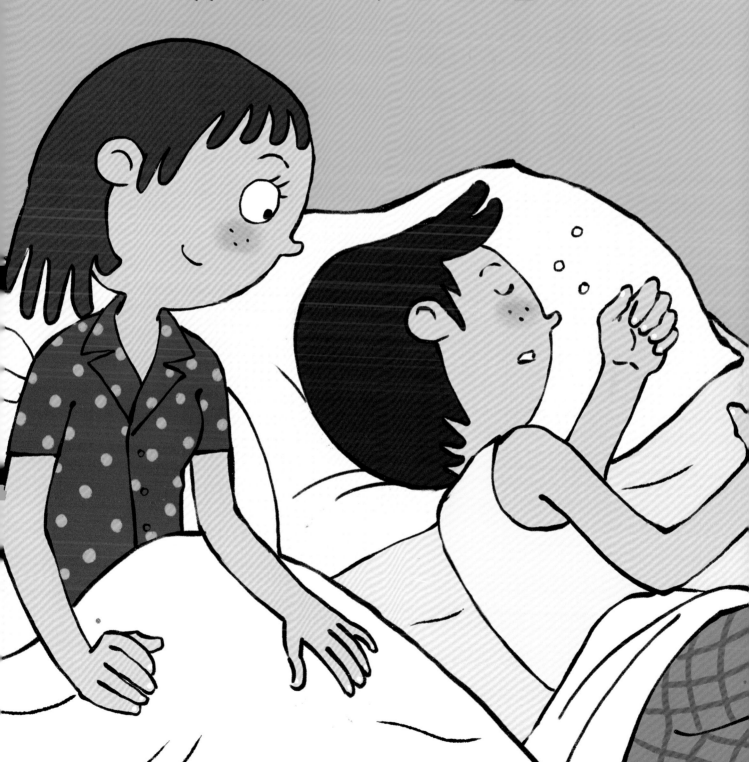

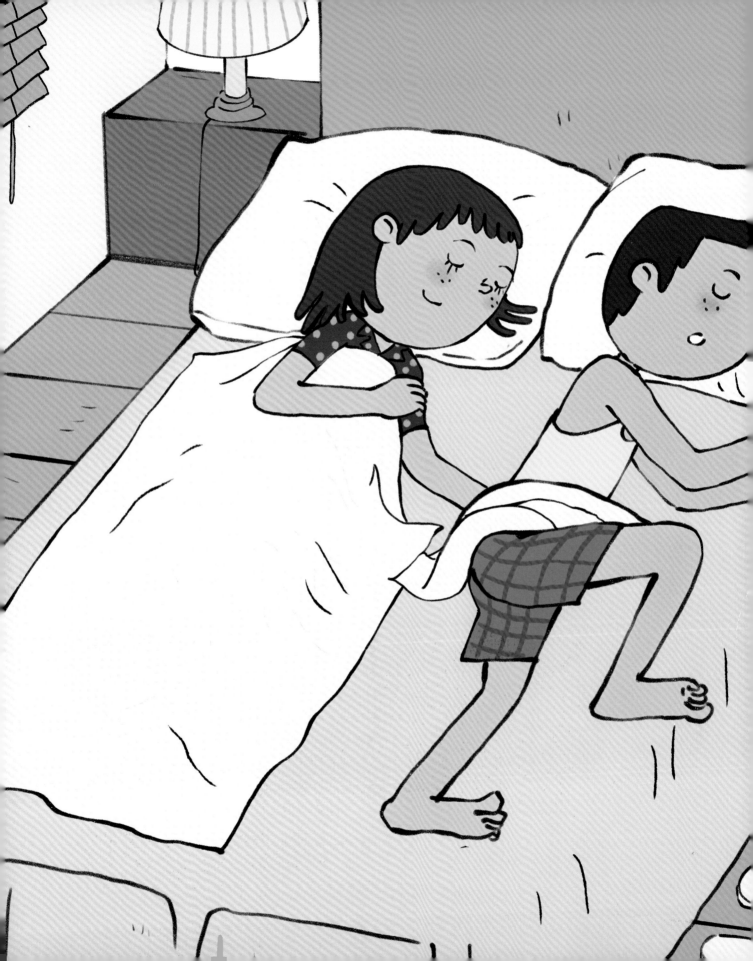

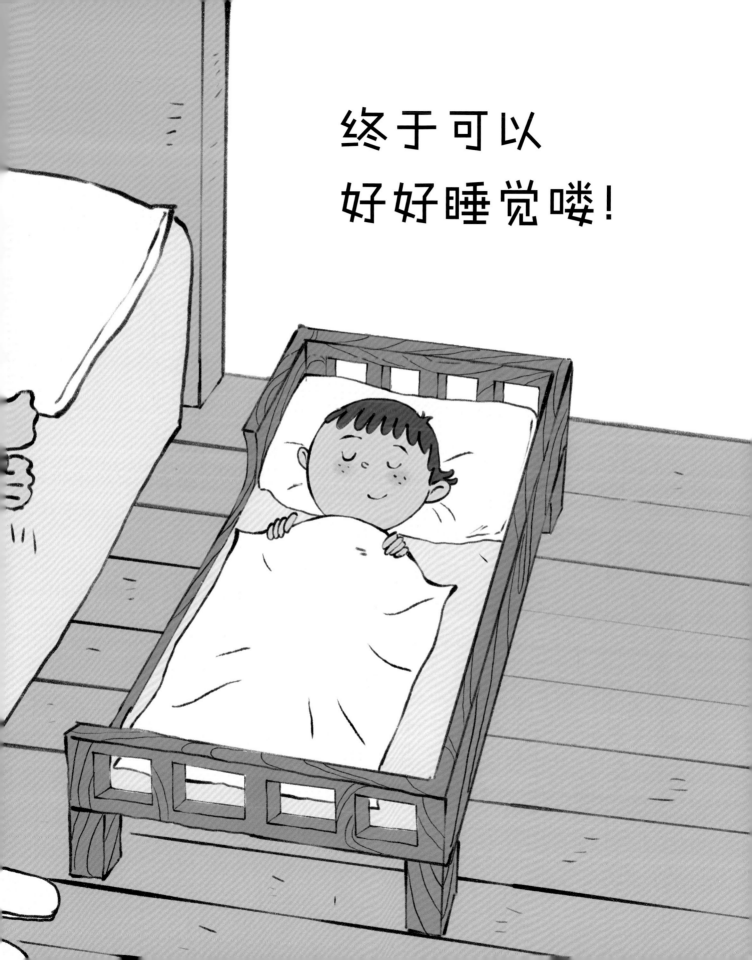

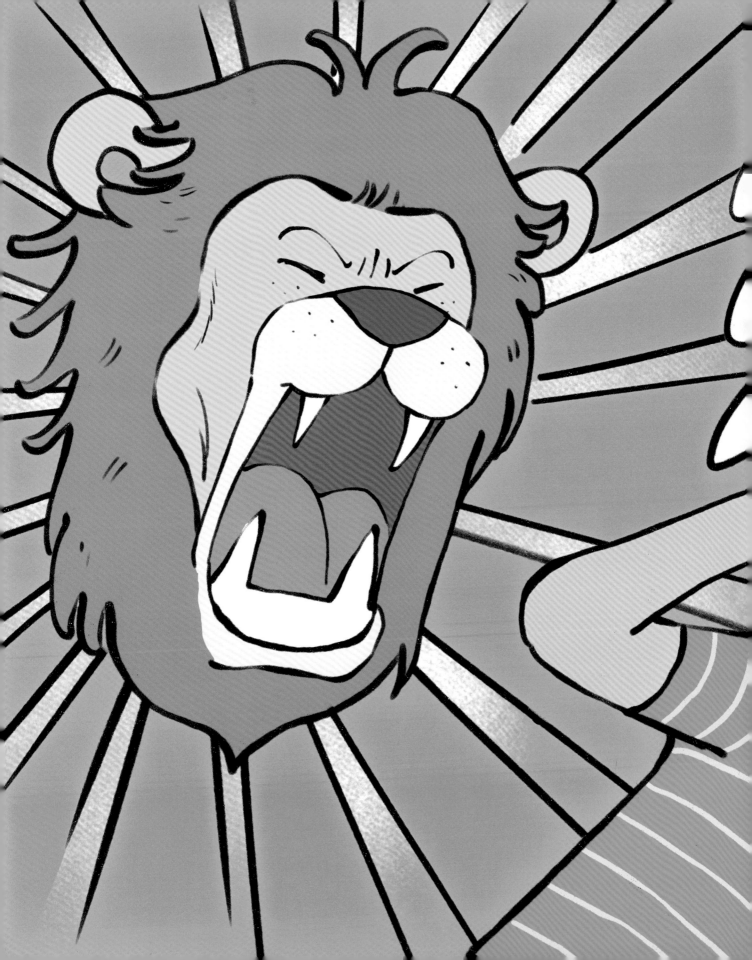

忽然，一头狮子来到了房间里！

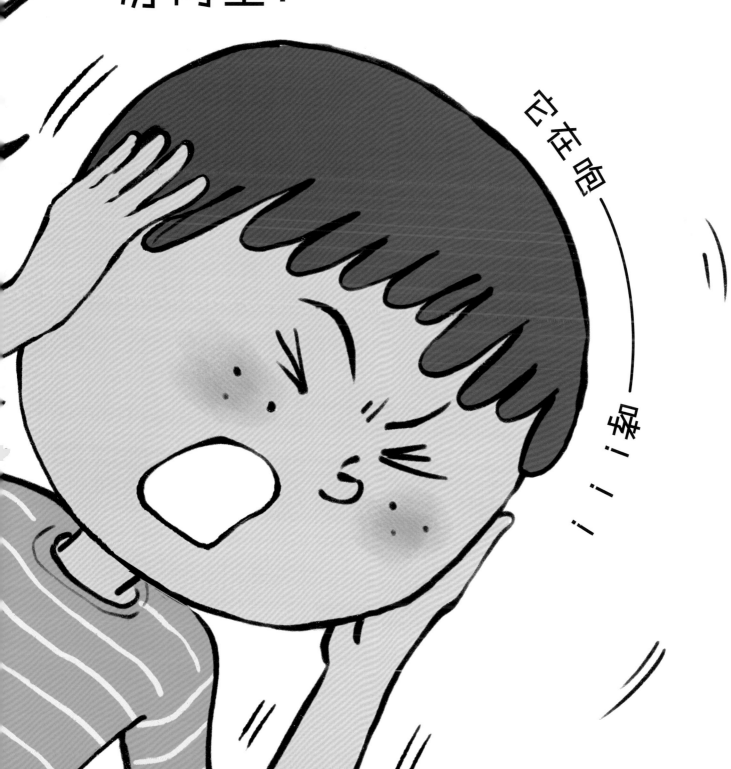

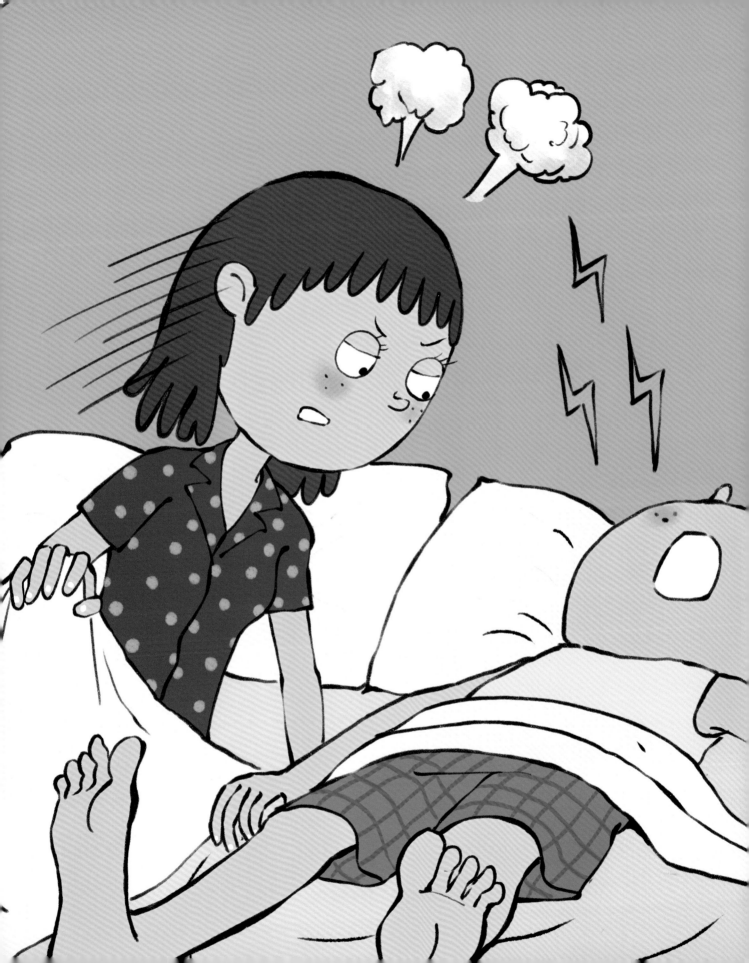

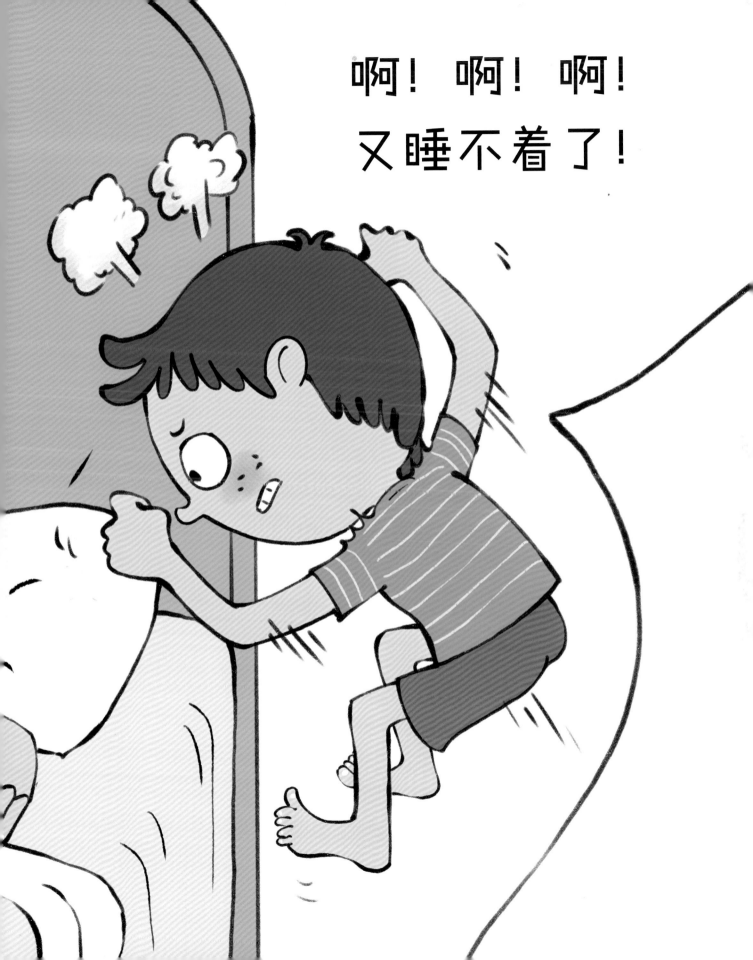

第二天，爸爸起床了。

咦？你们两个怎么都有黑眼圈？

嘿嘿，打呼噜，很正常啦！

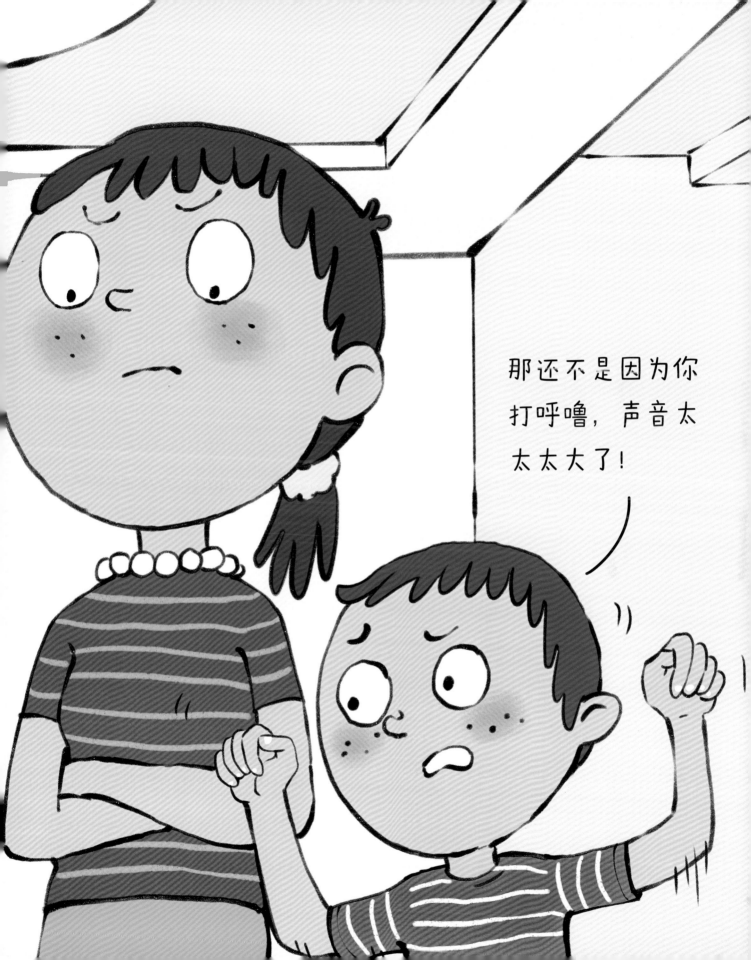

人怎么呼吸？

我们每天都会呼吸，呼吸是我们生存的必要过程。

吸气时，空气通过鼻子和喉咙进入我们的身体，来到肺部。

肺部有许多小小的肺泡。当我们吸入的空气进入肺泡时，氧气会进入血液，流向身体的各个部分，为我们的身体提供能量。

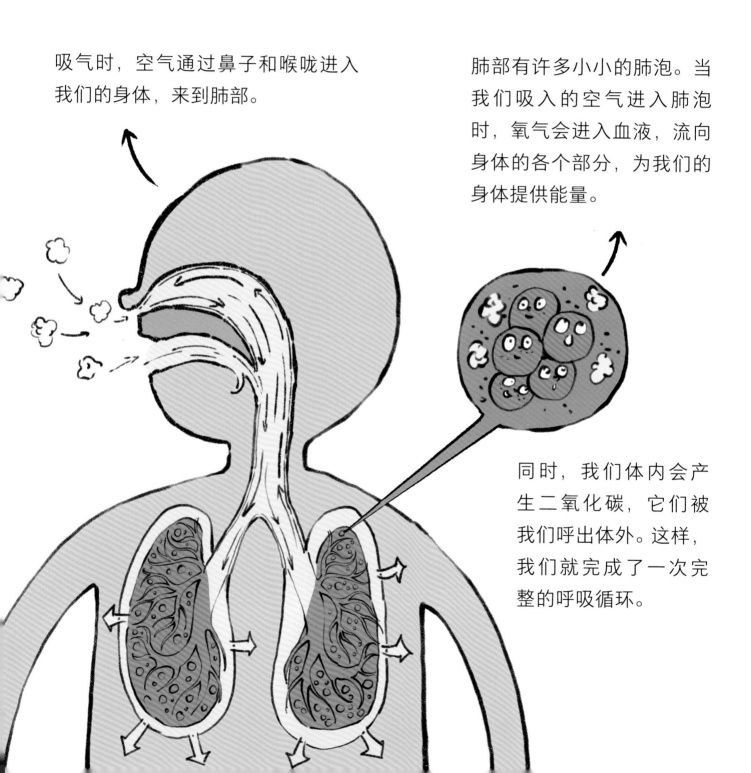

同时，我们体内会产生二氧化碳，它们被我们呼出体外。这样，我们就完成了一次完整的呼吸循环。

人为什么会打呼噜？

你知道我们的身体在睡觉时会休息和放松，对吧？
在放松入睡的时候，我们的肌肉也会变得松弛，这包括喉咙和鼻子里的肌肉。这时候，呼吸的通道就会变窄。空气经过这些狭窄的通道，有时候会发出一些声音，就像咕噜咕噜的呼噜声。

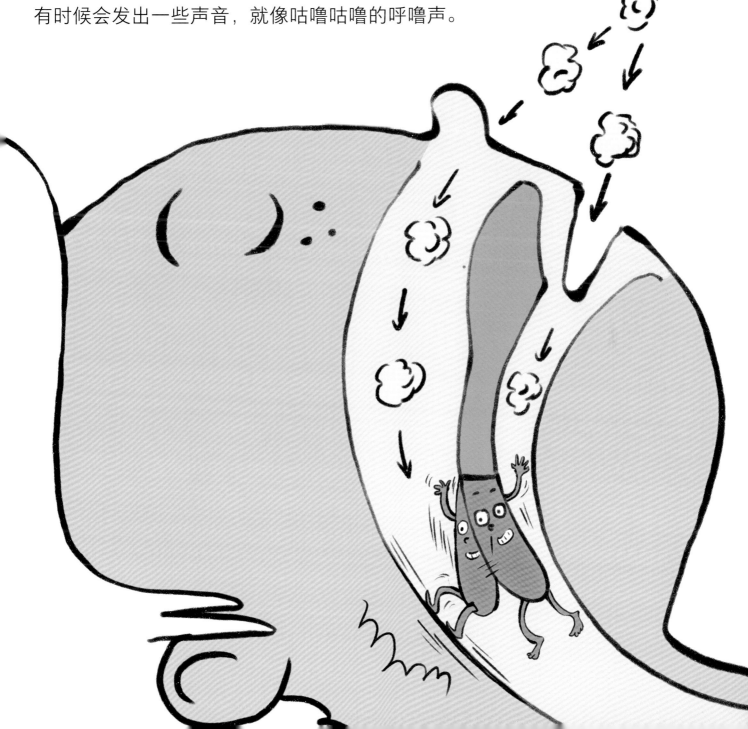

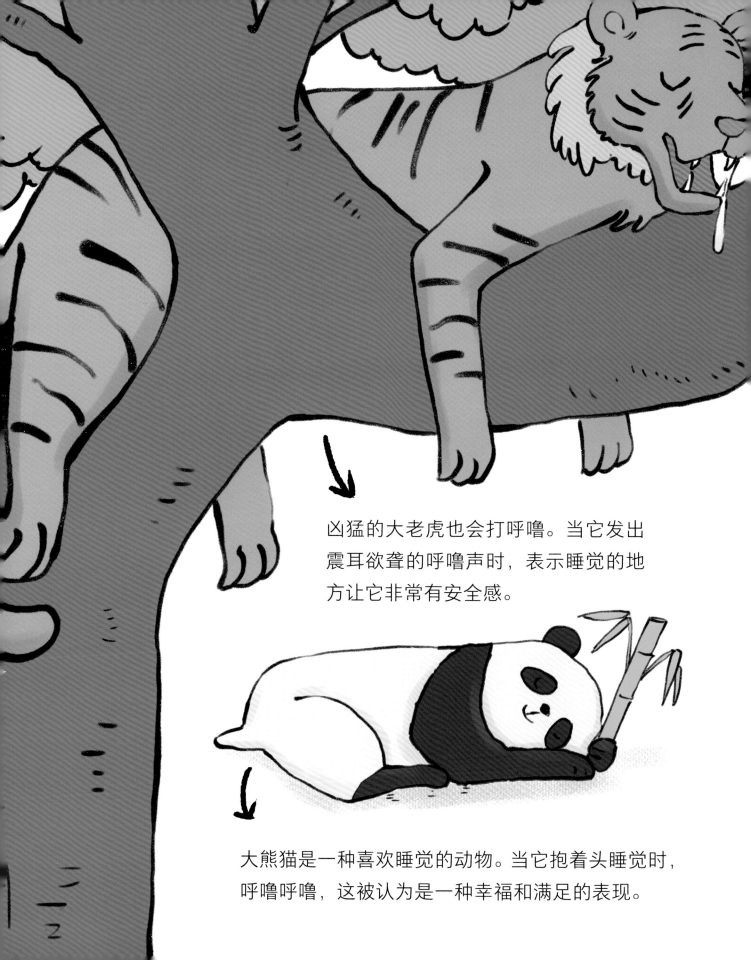

凶猛的大老虎也会打呼噜。当它发出
震耳欲聋的呼噜声时，表示睡觉的地
方让它非常有安全感。

大熊猫是一种喜欢睡觉的动物。当它抱着头睡觉时，
呼噜呼噜，这被认为是一种幸福和满足的表现。

不只人会打呼噜，动物也会打呼噜。

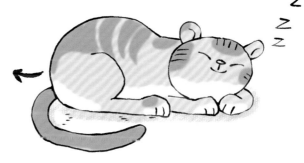

小猫咪很喜欢打呼噜，当感到安全和放松时，它们常常会发出柔和的呼噜声。

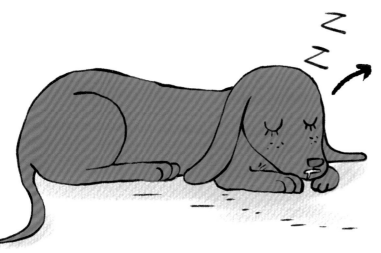

狗狗会打呼噜，它还经常被自己的呼噜声惊醒。

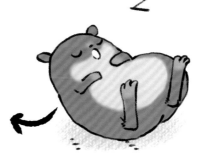

豚鼠是非常可爱的小动物，当感到舒适时，它们会发出类似于喉咙震动的呼噜声。

所以，爸爸，你打呼噜那么大声，也代表你感到安全、放松、舒适和幸福吗？

是啊是啊！和你们在一起，我就是这种感觉！

不过，有时候打呼噜也说明身体出了问题，别担心，我会去医院检查一下的。以后你先睡，等你睡着了，就听不见我打呼噜了。

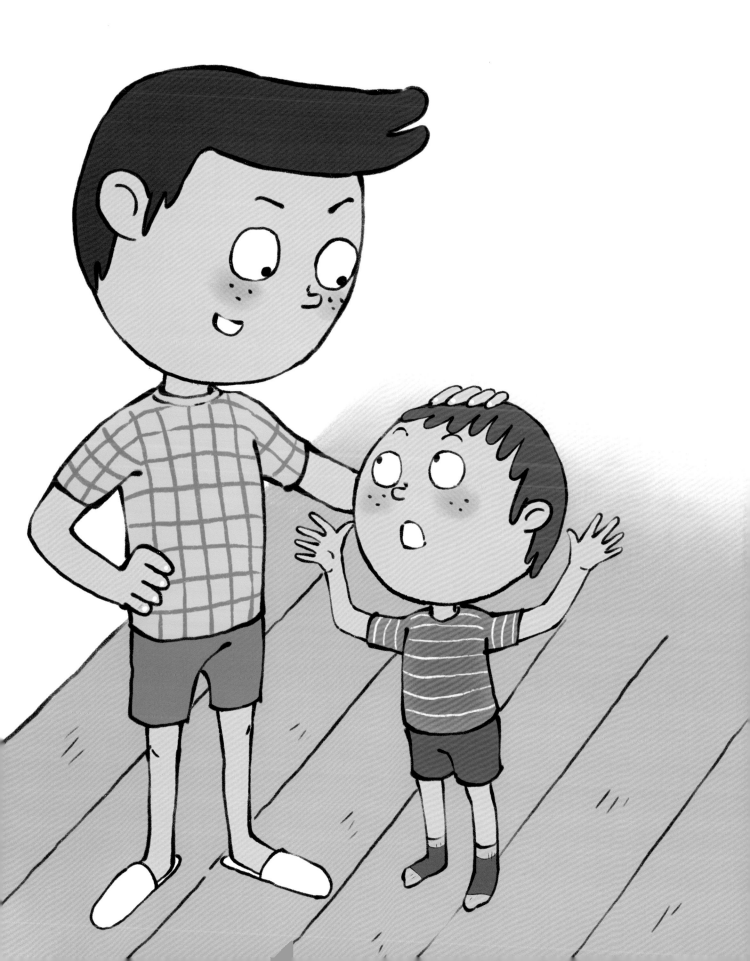

晚安，小泽。

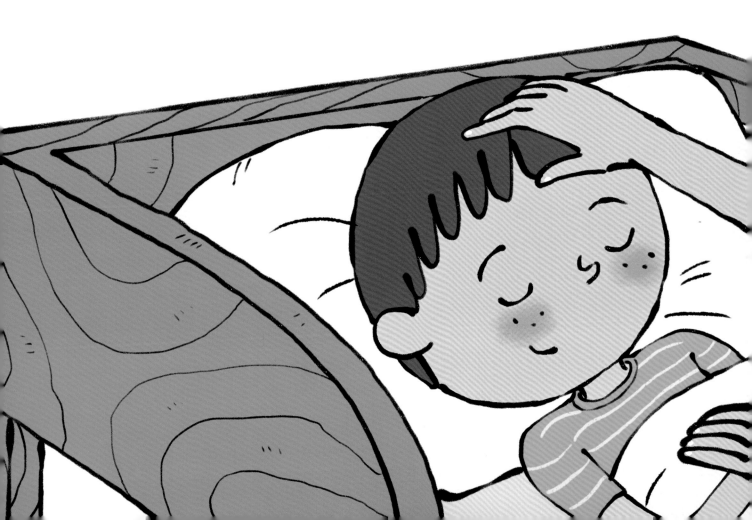

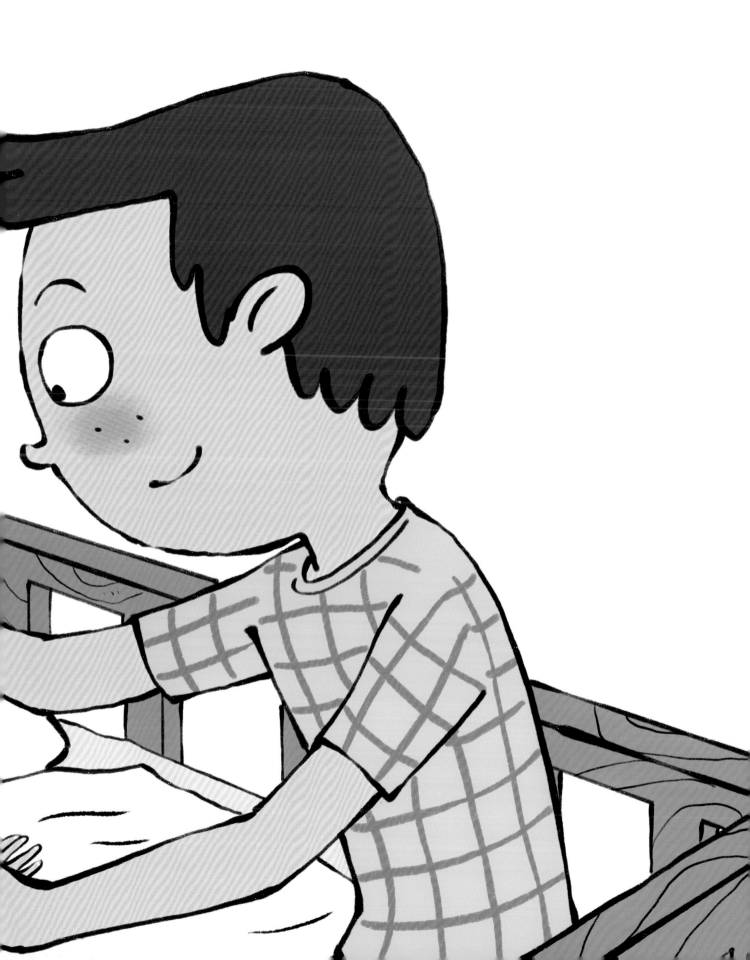

图书在版编目（CIP）数据

我的身体棒棒的. 呼噜呼噜，打呼噜 / 波点童趣著;九灵绘. — 北京：科学技术文献出版社，2023.12
ISBN 978-7-5235-0886-2

Ⅰ. ①我… Ⅱ. ①波… ②九… Ⅲ. ①身体—儿童读物 Ⅳ. ①R32-49

中国国家版本馆CIP数据核字(2023)第204693号

我的身体棒棒的．呼噜呼噜，打呼噜

责任编辑：王黛君　宋嘉婧　　　　特约编辑：叶　青　张　琳　　　　产品经理：田　静
责任校对：张永霞　　　　　　　　责任出版：张志平

出　版　者　科学技术文献出版社
地　　　址　北京市复兴路15号　邮编　100038
编　务　部　（010）58882938，58882087（传真）
发　行　部　（010）58882868，58882870（传真）
邮　购　部　（010）58882873
销　售　部　（010）82069336
官方网址　www.stdp.com.cn
发　行　者　科学技术文献出版社发行　全国各地新华书店经销
印　刷　者　北京盛通印刷股份有限公司
版　　　次　2023年12月第1版　2023年12月第1次印刷
开　　　本　889×1194　1/16
字　　　数　10千
印　　　张　8.75
书　　　号　ISBN 978-7-5235-0886-2
定　　　价　108.00元（全5册）